齐鲁针灸医籍集成·金元Ⅳ

张永臣　贾红玲　宋咏梅　校注

科 学 出 版 社
北　京

内 容 简 介

齐鲁针灸医籍集成（校注版）在全面系统地收集、整理山东省古今针灸医籍的基础上加以分析、总结、提炼，从针灸理论、临床实用的角度，对针灸医籍进行简要点评。本书选取金元时期著名医学家李东垣撰写的《兰室密藏》《活法机要》进行点校，并对较难理解的文字进行注释，以期为当今针灸临床提供借鉴。

本书可供中医院校师生、科研人员、临床医生和中医爱好者阅读参考。

图书在版编目（CIP）数据

齐鲁针灸医籍集成：校注版. 金元. Ⅳ／张永臣，贾红玲，宋咏梅校注. —北京：科学出版社，2018.9
ISBN 978-7-03-058387-1

Ⅰ. ①齐… Ⅱ. ①张… ②贾… ③宋… Ⅲ. ①针灸学－中医典籍－汇编－中国－金代②针灸学－中医典籍－汇编－中国－元代 Ⅳ. ①R245

中国版本图书馆CIP数据核字（2018）第168595号

责任编辑：朱　灵
责任印制：黄晓鸣／封面设计：殷　靓

科学出版社 出版
北京东黄城根北街 16 号
邮政编码：100717
http://www.sciencep.com

南京展望文化发展有限公司排版
江苏省句容市排印厂印刷
科学出版社发行　各地新华书店经销

*

2018年9月第　一　版　开本：B5（720×1000）
2018年9月第一次印刷　印张：8 1/2
字数：112 000
定价：55.00 元
（如有印装质量问题，我社负责调换）

谨以此书祝贺山东中医药大学建校六十周年、针灸推拿学院建院三十周年！

"齐鲁针灸医籍集成（校注版）"丛书编委会

主　审　刘玉檀　田代华　吴富东　单秋华

主　编　张永臣　贾红玲　宋咏梅

副主编　马梅青　刘春华　杨　龙　张学成

编　委　（按姓氏笔画为序排列）

马文静　王　健　王　琦　王　毳　王文琴
王浩然　王福强　邓杰方　卢　岩　卢承顶
朱永政　刘珊珊　闫　冬　闫业富　李若兰
李昳薇　李修阳　杨镇帆　张　晶　张　聪
张春晓　张铸奇　孟　丹　侯志会　郭　森
郭　静　郭　蕾　郭琛琛　崔　翔　董　博
解洪刚　滕　斐

秘　书　朱永政（兼）

丛书序

中医学是中华文化的一部分，而针灸学又是中医学中的一块瑰宝。中医之术莫古于针灸，即起源较早；莫效于针灸，即有简便验廉之特点；莫难于针灸，即易学而难入、难精。现存较早的医籍《素问·异法方宜论》云："故东方之域，天地之所始生也。鱼盐之地，海滨傍水，其民食鱼而嗜咸，皆安其处，美其食。鱼者使人热中，盐者胜血，故其民皆黑色疏理。其病皆为痈疡，其治宜砭石。故砭石者，亦从东方来。"即针刺起源于我国东部地区，即山东一带。《孟子·离娄篇》云："犹七年之病，求三年之艾。"济宁市微山县、曲阜市出土的汉画像石上的针灸图定名为《扁鹊针灸行医图》，可以作为针刺起源和发展的佐证之一。

齐鲁针灸在我国针灸学发展史上具有重要的地位和作用，古代医家擅长针灸者如战国时期的扁鹊、西汉时期的淳于意、晋之王叔和、南宋之徐氏家族、金元之马丹阳、明之翟良、清之岳含珍与黄元御等，仁济齐鲁及周边地区。而汉代安徽的华佗游历山东、施医送药，金元时期河北的窦汉卿从师于滕县名医李浩，元代浙江名医滑伯仁从师于东平高洞阳，明代浙江针灸大家杨继洲也曾行医山东，湖北医家李时珍来山东考察药物兼以行医。近代民国名医黄石屏学医于山东，后闻名于海上。现代医家钟岳琦学于江南名家承淡安，张善忱为针灸事业殚精竭虑。而焦勉斋、郑毓桂、杜德五、李少川、臧郁文、马同如等医家，或为全国名医，或为地方名医，仁术惠民，教书育人，在齐鲁针灸史上增加了浓墨重彩的一笔。

中医之传承，借以书籍为先；古今之医籍，浩瀚博大纷杂。针灸之医籍，也是如此。特别是古代医籍，几经传抄，版本不一，刻印质量高低不等。今我校张永臣、宋咏梅、贾红玲等，对齐鲁针灸的历史进行了系统性研究，遴选出一些与针灸相关的医籍加以校注、出版，名之曰《齐鲁针灸医籍集成》（校注版）。本丛书从一个侧面整理、保存、传承了中医针灸文献，也从另一个侧面呈现了齐鲁针灸数千年的发展历程和各历史阶段所取得的成就，展示了齐鲁针灸的历史积淀，为我省乃至全国针灸事业的传承和发展、创新起到较好的作用。

然学海无涯，宜勤求古训而博采众方，精勤不倦方能博极医源。在丛书付梓之际，略述数语以嘉勉之！

中国针灸学会副会长
山东针灸学会原会长　　　　　　　　　　　　**吴富东**
山东中医药大学原副校长、教授、博士研究生导师
2016 年 9 月 10 日

前言

"山东"和"齐鲁"是历史上形成的地理名词,今日看来,二者所指地理范围大体相当,"齐鲁"是"山东"的代称。"山东"之名,古已有之,但地域范围不一。《战国策·秦策》有"当秦之隆……山东之国,从风而服",山东指崤山、华山以东的地区。汉代将太行山以东的地区统称为"山东",《山东通史》记载:西周、春秋时,山东属齐、鲁、曹、滕、薛、郯、莒及宋、卫国的一部分,战国后期属齐,其南北各一部分属楚、赵。秦统一全国后,在山东置齐郡、琅琊、胶东、济北、东海、薛郡、东郡等郡。西汉初,山东多为刘邦之子"齐王"刘肥的封地。汉武帝元封五年(公元前106年),山东分属青、兖、徐三州。东汉时,山东属青、徐、兖、豫四州。西晋时,山东属青、徐、兖、豫、冀五州。隋朝时,山东又归属青、徐、兖、豫四州。唐贞观初,全国为十道,河、济以南属河南道,以北属河北道。北宋分为二十四路,山东分属京东东路、京东西路。金大定八年(1168年),置山东东西路统军司,山东正式成为地方行政区划。元朝时,分置山东东西道肃政廉访司及山东东西道宣慰司。明洪武元年(1368年),置山东行中书省,治青州,后改置山东承宣布政使司。清代,将山东政区正式定为山东省。1949年,徐州市直属山东省管辖,新海连(连云港)市属山东鲁中南行署管辖,1953年1月,徐州市划归江苏省管辖。之后,山东地界未再发生大的变化。

而"齐鲁"之称,典籍历见,如《北史·儒林列传》云:伏生"教于齐鲁之间,学者由是颇能言《尚书》,诸山东大师,无不涉《尚书》以教矣。""齐鲁赵魏,学者尤多;负笈追师,不远千里;讲诵之声,道路不绝。"齐鲁之号"山东",殆自此始。《史记·三王世家》中汉武帝有"生子当置之齐鲁礼义之乡"的文化向往,《隋书·文学列传》有"齐鲁富经学"之言,宋代文学家苏辙言"吾本生西南,为学慕齐鲁"。这些反映出在复杂多变的历史长河中,齐鲁文化传承不息的生命力和对人们根深蒂固的文化影响,而齐鲁文化也影响着中医、针灸的发展,互相交融和促进。

　　针灸学是中华民族智慧的结晶,它是我国传统文化的一部分,现正逐渐为世界人民所接受,并为人民的健康发挥着重要的作用。针灸医籍对针灸的传承和发展有着非凡的作用,它是针灸学发源、发展的历史见证,是针灸学理论的重要载体,是发展、创新的基础,因此整理、保护针灸医籍具有深远的意义。作为针灸发源地的针灸工作者,有责任、有使命将现存针灸医籍发掘、收集、整理、出版、保护和利用,不仅能为国内外学者的针灸研究提供便利,也可为我国针灸文献研究总体水平的提高作出应有的成绩。此外,目前我国的针灸古籍存在分布分散的缺点,而有的针灸医家的手稿或者油印稿随着时间的流逝,有损毁、丢失的可能,如不及时系统整理和保护,诸多针灸文献将面临佚失的危险。齐鲁医家的针灸学术特点和成就在我国针灸学中占有重要的一席之地,各医家在理论上潜心研究,发皇古义,推陈出新;在学术上兼容并蓄,各抒己见,各有所长。而在学术著作方面,或重理论探讨,或重临床实践,或重专业知识传播,或重科普知识推广。作为中医学的一个缩影,齐鲁针灸具有明显的地域特色,它的内涵值得我们继续努力挖掘、开发、传承、利用和创新。

　　有感于此,我和我校中医医史文献学、针灸推拿学的宋咏梅、贾红玲等同道,在系统收集、整理与山东相关的古今医籍的基础上,选取价值较高的、与针灸相关的医籍或针灸专著加以校勘,并从理论、临床的角度加以简要注释,以丛书的形式出版,名之曰《齐鲁针灸医籍集成》(校注版)。以期本套丛书能比较完整和清晰地展现古今齐鲁针灸的成就和概貌,更好地整理、保存针灸文献,也为针灸临床、教学、科研提供一套比较完整的、与齐鲁针灸相关的参考书,同时对保存祖国针灸文化起到了积极的促进作用。虽曰集成,实不能全部包括进去,由于我们学术水平及其他客观条件所限,所收书籍数目也很有限。

　　为收集到较好、最有代表性的书籍,校注人员奔走于济南及其他城市的各图书馆、藏书楼,拜访民间藏书家,走访书籍原作者及其后人。为保证校注质量,校注人员不计报酬,不畏寒暑,抓紧点滴时间,认真点校,仔细注释,经过大量艰辛的劳动,基本成稿,我对编委会全体成员表示由衷的感谢;而对书籍原作者或其后人表示无尽的歉意,因为资金所限,未能支付稿酬,为了齐鲁针灸的今天和明天,他们的深明大义之举时刻撞击着我们的心灵,激励我们要做好本套丛书,出精品之作,永传齐鲁针灸文化。

本套丛书的出版,得到了山东省"十二五"特色重点学科针灸推拿学、山东省人文社会科学课题和山东省中医药科技发展规划项目的资助,学校领导和科研处、文献研究所、针灸推拿学院、宣传部领导给予了大力支持,听取了刘玉檀、国培、张登部、吴富东、单秋华、刘光亭、孙学全、杨传义、张方玉等老师的宝贵建议,我校王振国、田思胜、韩涛、刘更生、汤继芹、刘江亭等老师,中国中医科学院针灸研究所的赵京生老师和南京中医药大学的张树剑老师均给予了热情鼓励、指导和帮助,相关工作人员为本丛书付出了大量的辛勤汗水,在此谨表示我们诚挚的感谢!

同时,也将此套丛书作为献给山东中医药大学建校六十周年和针灸推拿学院建院三十周年的礼物,深深感谢母校的教育和培养,也祝愿母校培养出更多的优秀人才,创造出新的辉煌!

点校此类图书,我们经验不足,加之学术水平有限,虽经几经努力,但书中定会存在这样、那样的不足、缺点和错误,恳请读者不吝赐教,批评指正。

张永臣
2016 年 10 月 29 日于山东中医药大学

目 录

丛书序
前言

《兰室秘藏》

校注说明 ··· 003
序 ··· 005

卷上　饮食劳倦门 ··· 006
　饮食所伤论 ·· 006
　劳倦所伤论 ·· 006
　脾胃虚损论 ·· 010

中满腹胀门 ··· 013
　中满腹胀论 ·· 013
　诸腹胀大皆属于热论 ··· 014

心腹痞门 ·· 016

胃脘痛门……017
　　酒客病论……019

消渴门……021
　　消渴论……021

眼耳鼻门……024
　　诸脉者皆属于目论……024
　　内障眼论……025

卷中　头痛门……033
　　头痛论……033

口齿咽喉门……037
　　口齿论……037

呕吐门……041

衄血吐血门……041

腰痛门……043

妇人门……045
　　经闭不行有三论……045
　　经漏不止有二论……046
　　半产误用寒凉之药论……051

卷下　大便结燥门……056
　　大便结燥论……056

小便淋闭门·· 059
　　小便淋闭论··· 059

痔漏门··· 061
　　痔漏论··· 061

阴痿阴汗门··· 063
　　阴痿阴汗及臊臭论······································· 063

泻痢门··· 065

疮疡门··· 067

杂病门··· 073

自汗门··· 075
　　自汗论··· 075

小儿门··· 080
　　治惊论··· 080
　　癍疹论··· 083

《活法机要》

校注说明··· 089

泻痢证··· 090

疠风证··· 092

破伤风证 …… 093

头风证 …… 095

雷头风证 …… 095

胎产证 …… 095

带下证 …… 098

大头风证 …… 098

疟证 …… 099

热证 …… 100

眼证 …… 101

消渴证 …… 102

肿胀证 …… 102

疮疡证 …… 103

瘰疬证 …… 106

咳嗽证 …… 107

虚损证 …… 107

吐证 …… 109

心痛证 …… 110

疝证 …… 110

索引 …… 113

《兰室秘藏》

原著　李东垣

校注说明

李杲（1180～1251），金元四大著名医学家之一，"补土派"代表医家，字明之，真定（今河北省正定县）人。真定为战国时赵地，秦时置地东垣县，故李杲晚年号"东垣老人"，清代"真定"改为"正定"。师从张元素，深得其传，并于1232年迁居山东聊城、东平一带，在山东境内居住12年，以医为业，在此积累了丰富的临床经验，为其学术思想的形成打下了坚实的基础，在此期间开始撰写《内外伤辨惑论》，回到河北后，对未完成的书稿加以补充、完善，1249年刊行于世。李东垣在针灸方面造诣亦颇深。

李杲的著作情况比较复杂，从历代文献来看，有本来是李杲书的却署名为他人，如《医学发明》《活法机要》《脉诀指掌》，也有不是李杲的书却署名为李杲，如《此事难知》《珍珠囊指掌补遗药性赋》。查最新的《全国中医图书联合目录》，署名为李杲的有10本书，即《内外伤辨惑论》《脾胃论》《兰室秘藏》《东垣试效方》《医学发明》《食物本草》《医方便儒》《(太医院补遗)本草歌诀雷公炮制》《珍珠囊指掌补遗药性赋》《东垣十书》。但据现代著名中医学家任应秋先生在《中医各家学说》中考证，确为李杲的著作为《内外伤辨惑论》《脾胃论》《兰室秘藏》《活法机要》《医学发明》《东垣试效方》《脉诀指掌》七种，因此，在任应秋老的基础上，试从齐鲁针灸的角度出发，对李东垣的前六种医学书籍进行收集整理。

此次校勘整理，《兰室秘藏》以山东中医药大学图书馆藏民国十二年癸亥（1923年）北京中医学社重订本为底本，以明末清初刻本敦化堂藏版《东垣十书十种》为校本，以民国二十七年戊寅（1938年）上海涵芬楼据元刻《济生拔萃十九种》影印本为参校本。

本次校注的具体原则：

1. 全文采用简体横排，并加以现代标点符号。
2. 凡底本中异体字、俗体字、古字均径改不出校。

3. 凡底本与校本互异,若显系底本有误、脱、衍、倒者,则据他校本或本书前后文例、文义改之、补之、删之,并出校注明。若怀疑底本有误、脱、衍、倒者,则不改动原文,只出校注明疑误理由。若底本因纸残致脱文字者,凡能据字形轮廓或医理可以大体判定出某字者,则补其字,或在注文中注明应补某字。凡底本无误,校本有误者,一律不出校。

4. 底本引录他书文献,虽有删节或缩写,但不失原意,不改。

5. 对难字、僻字、异读字,采用汉语拼音加直音的方法加以注音,并释字义;对费解的专用名词或术语加以注释;对通假字予以指明,并解释其假借义。

序①

《兰室秘藏》六卷，吾师李东垣先生所辑也。不肖读之而曰：至矣哉！吾师之学术贯天人，洞微奥也。其论饮食劳倦，人所日用而不知者，故首及之。次中满腹胀，胃脘酒渴，至于眼耳鼻舌齿喉，血分腰痛，大小便，痔瘘泻痢，疮疡，妇儿科，皆穷其旨要。而论脉法尤详悉而切当，言病证变换万状皆形见于脉，按其弦长、滞缩、清浊、伸引无尽。吾师尝云：至微者，理也；至著者，象也。体用一源，显微无间，得其理则象可得而推矣。是吾师有不言，言辄应，与是编相符合，非口所辩说，纸上陈言，不能施用者欤！然则人之欲自颐真精，顺时却病，与医家溯流穷源，不拘执古方而收功者，舍是奚观焉。夫吾师合生气之和，道五常之性，使疾疢不作而无妖祲短折，起死扶伤，令六合咸宁，万世攸赖，非古圣王亨嘉之致治乎。圣王之世，即喙息蠕动之细，莫不禀仰太和，沐浴玄泽。若吾师殚厥心思以较雠是编，濯痍煦寒，如"洪范"所谓：身其康强，子孙逢吉，曰寿、曰康宁、曰考终②者，是编之效也。吾师弗自私藏，以公诸人。不止一身行之，欲人人行之，又欲天下万世行之；不止一方蒙泽，欲举世蒙泽，又欲千世亿世蒙泽也。吾师嘉与无穷者，吾师心思之所流而精神之所聚也。不肖何敢序，但悉衣钵之传，若太史公云：岩穴之人，欲砥行立名，非附青云之士，恶能声施后世，则序之之鄙意云尔。

　　　　至元丙子（1276年）三月上巳门人罗天益百拜书

---

① 序据《东垣十书》本补。
② 考终：尽享天年而逝。

卷上　饮食劳倦门

饮食所伤论

《阴阳应象论》云：水谷之寒热，感则害人六腑。《痹论》云：阴气者，静则神藏，躁则消亡，饮食自倍，肠胃乃伤。此乃混言之也。分之为二：饮也、食也。饮者，水也，无形之气也。因而大饮则气逆，形寒饮冷则伤肺，病则为喘咳，为肿满，为水泻。轻则当发汗，利小便，使上下分消其湿。解酲汤、五苓散、生姜、半夏、枳实、白术之类是也。如重而蓄积为满者，芫花、大戟、甘遂、牵牛之属利下之，此其治也。食者，物也，有形之血也。如《生气通天论》云：因而饱食，筋脉横解，肠澼为痔。又云：食伤太阴、厥阴，寸口大于人迎两倍三倍者，或呕吐，或痞满，或下痢肠澼，当分寒热轻重而治之。轻则内消，重则除下。如伤寒物者，半夏、神曲、干姜、三棱、广术、巴豆之类主之；如伤热物者，枳实、白术、青皮、陈皮、麦糵、黄连、大黄之类主之。亦有宜吐者，《阴阳应象论》云：在上者，因而越之。瓜蒂散之属主之。然而不可过剂，过剂则反伤肠胃。盖先因饮食自伤，又加之以药过，故肠胃复伤而气不能化，食愈难消矣，渐至羸困。故《五常政大论》云：大毒治病，十去其六，小毒治病，十去其七，凡毒治病，不可过之。此圣人之深戒也。

劳倦所伤论

《调经篇》云：阴虚生内热？岐伯曰：有所劳倦，形气衰少，谷气不盛，上焦不行，下脘不通，而胃气热，热气熏胸中，故内热。《举痛论》云：劳则气耗。劳则喘且汗出，内外皆越，故气耗矣。夫喜怒不节，起居不时，有所劳伤，皆损其气。气衰则火旺，火旺则乘其脾土，脾主四肢，故困热无气以动，懒于语言，动作喘乏，表热自汗，心烦不安。当病之时，宜安心静坐，以养其气，以甘寒泻其热火，以酸味收其散气，以甘温补其中气。《经》言劳者温之，损者温之者是也。《金匮要略》云：平人脉大为劳，脉极虚亦为劳矣。夫劳之为病，其脉浮大，手足烦热，春夏剧，秋冬差，脉大者，热邪也。极热者，气损也。春夏剧者，时助邪也。秋冬差者，时胜邪也。以黄芪建中汤治之，此亦温之之意也。夫上古圣人，饮食有节，起居有常，不妄作劳，形与神俱，百岁乃去，此谓治未病也。今时之人，去圣人久远则不然，饮食失节，起居失宜，妄作劳役，形气俱伤，故病而后药之，是治其已病也。推其百病之源，皆因饮食劳倦而胃气、元气散解，不能滋荣百脉，灌溉脏腑，卫护周身之所致也。故苍天之气贵清静，阳气恶烦劳。噫！饮食喜怒之间，寒暑起居之际，可不慎欤！

调中益气汤 治因饥饱劳役，损伤脾胃，元气不足，其脉弦洪缓而沉，按之中之下得，时一涩。其证四肢满闷，肢节疼痛，难以屈伸。身体沉重，烦心不安，忽肥忽瘦，四肢懒倦，口失滋味，腹难舒伸，大小便清利而数，或上饮下便，或大便涩滞，或夏月飧泄，米谷不化，或便后见血，或便见白脓，胸满短气，咽膈不通，痰唾稠粘，口中沃沫，食入反出，耳鸣耳聋，目中流火，视物昏花，鬲肉红丝，热壅头目，不得安卧，不思饮食，并皆治之。

橘皮如腹中气不转运，加木香一分，如无此证不加　黄柏酒洗，各二分　升麻此一味为上气不足，胃气与脾气下流，乃补上气，从阴引阳　柴胡各三分　人参有嗽者去之　炙甘草　苍术各五分　黄芪一钱

如时显热躁，是下元阴火蒸蒸然发也，加生地黄二分，黄柏三分。

如大便虚坐不得，或大便了而不了，腹中常常逼迫，皆是血虚血涩，加当归身三分，无此证则去之。

如身体沉重，虽小便数多，亦加茯苓二分，黄柏三分，泽泻五分，苍术一钱，时暂从权而去湿也，不可常用。兼足太阴已病，其脉亦络于心中，故显湿热相合而生烦乱。

如胃气不和，加汤洗半夏五分，生姜三片。有嗽者加生姜、生地黄二分，以制半夏之毒。

如痰厥头痛，非半夏不能除，此足太阴脾邪所作也。

如无以上证，只服前药。

上件剉如麻豆大，都作一服，水二大盏，煎去柤，稍热，食远服之。宁心绝虑，静坐少语，药必为效耳。

如夏月须加白芍药三分。

如春月腹中痛尤宜加。

如恶热而渴，或腹痛者，更加芍药五分，生黄芩二分。

如恶寒腹痛，加中桂三分，去黄芩，谓之桂枝芍药汤。亦于前药中加之。

如冬月腹痛，不可用芍药，盖大寒之药也。只加干姜二分，或加半夏五七分，以生姜少许制之。

如秋冬之月，胃脉四道为冲脉所逆，胁下少阳脉二道而反上行，名曰厥逆。其证气上冲咽不得息，而喘息有音不得卧，加吴茱萸五分至一钱，汤洗去苦，观厥气多少而用之，亦于前药中作一服服之。

如夏月有此证，为大热也。此病随四时为寒热温凉也，宜以黄连酒洗　黄柏酒浸　知母酒浸，各等分。

上为细末，熟汤为丸，如梧桐子大，每服一百丸或二百丸，白汤送下，空心服。仍多饮热汤，服毕少时，便以美食压之，使不令胃中停留，直至下元以泻冲脉之邪也。大抵治饮食劳倦所得之病，乃虚劳七损证也，常宜以甘温平之，甘多辛少，是其治也。

宽中喜食无厌丸　一名宽中进食丸　资形气，喜饮食。

木香五分　青皮　人参　干生姜各一钱　炙甘草一钱五分　白茯苓　泽泻　槟榔　橘皮　白术各二钱　缩砂仁　猪苓各二钱五分　枳实四钱　草豆蔻仁五钱　神曲五钱五分①，炒　半夏七钱　大麦蘖面一两，炒

上为细末，汤浸蒸饼为丸，如梧桐子大，每服三五十丸，米汤下，食远服。

交泰丸　升阳气，泻阴火，调荣气，进饮食，助精神，宽腹胁，除怠惰嗜卧，四肢沉困不收。

干姜炮制，三分　巴豆霜五分　人参去芦　肉桂去皮，以上各一钱　柴胡去苗　小椒炒去汗，子并闭目各一钱五分　白术　厚朴去皮，炒，三钱，秋冬加七钱　白茯苓　苦楝酒煮　缩砂仁各三钱　知母四钱，一半酒炒，一半酒洗，春夏用，秋

---

① 分：原为"半"，据"神曲"前之"五钱"和计量单位改。

冬去　川乌炮制,去皮脐①,四钱五分　吴茱萸汤洗七次,五钱　皂角水洗,煨去皮弦紫菀去苗,各六钱　黄连去须,七钱,秋冬减一钱五分

上除巴豆霜别研外,同为极细末,炼蜜为丸,如梧桐子大,每服十丸,温水送下,食远,虚实加减。

木香人参生姜枳术丸　开胃进饮食。

干生姜二钱五分　木香三钱　人参三钱五分　陈皮四钱　枳实一两,炒　白术一两五钱

上为细末,荷叶裹,烧饭为丸,如梧桐子大,每服三五十丸,温水下,食前。

木香干姜枳术丸　破除寒滞气,消寒饮食。

木香三钱　干姜五钱,炮　枳实一两,炒　白术一两五钱

上为细末,荷叶裹,烧饭为丸,如梧桐子大,每服三五十丸,温水送下,食前。

扶脾丸　治脾胃虚寒,腹中痛,溏泻无度,饮食不化。

干生姜　肉桂各五分　干姜　藿香　红豆以上各一钱　白术　茯苓　橘皮　半夏　诃子皮　炙甘草　乌梅肉以上各二钱　大麦蘖炒　神曲炒,以上各四钱

上为细末,荷叶裹,烧饭为丸,如梧桐子大,每服五十丸,白汤送下,食前。

和中丸　补胃进食。

人参　干生姜　陈皮各一钱　干木瓜二钱　炙甘草三钱

上为细末,汤浸蒸饼为丸,如梧桐子大,每服五十丸,白汤送下,食前。

槟榔丸　破滞气,消饮食。

炙甘草一钱　木香　人参　槟榔各二钱　陈皮五钱

上为细末,汤浸蒸饼为丸,如梧桐子大,每服五十丸,白汤下,食前。

消积滞集香丸　治伤生冷硬物不消。

京三棱　广茂　青皮　陈皮　丁香皮　益智　川楝子　茴香各一两　巴豆和皮米炒焦,五钱

上为细末,醋糊为丸,如绿豆大,每服五七丸,温水、生姜汤任下,食前服。

---

① 脐:原作"肤",据文义改。

黄芪汤 补胃除湿，和血益血，滋养元气。

木香气通者去之 藿香叶各一钱 当归酒洗 陈皮各二钱 人参 泽泻各五钱 黄芪一两

上㕮咀，每服五钱，水二大盏，煎至一盏，如欲汗，加生姜煎，食远，热服之。

黄芪当归汤 治热上攻头目，沿身胸背发热。

当归身一钱，酒洗 黄芪五钱

上㕮咀，作一服，水二大盏，煎至一盏，食前热服。

参术汤 治脾胃虚弱，元气不足，四肢沉重，食后昏闷。

黄柏酒浸 当归各二分 柴胡 升麻各三分 人参 陈皮 青皮各五分 神曲末七分 炙甘草 苍术各一钱 黄芪二钱

上㕮咀，都作一服，水二大盏，煎至一盏，食远服。

益智和中丸 季秋合

木香 黄连 生地黄各二分 黄芪 人参 麦门冬 神曲末 当归身 干生姜 陈皮 姜黄各五分 缩砂仁七分 桂花一钱 桂枝一钱五分 益智仁二钱二分 炙甘草二钱五分 麦糵面三钱 草豆蔻仁四钱

上为细末，汤浸蒸饼为丸，如梧桐子大，每服五十丸，白汤下，细嚼亦当。

益胃散 治因服寒药过多，以致脾胃虚损，胃脘疼痛。

人参 甘草 缩砂仁 厚朴各二钱 白豆蔻 姜黄 干生姜 泽泻各三钱 益智仁六钱 黄芪 陈皮各七钱

上为粗末，每服三钱，水二盏，生姜五片，煎至一盏，去柤，食前温服。

脾胃虚损论

易水张先生常诫不可峻利，食药下咽，未至药丸施化，其标皮之力始开，便言快也，所伤之物已去。若更待一两时辰许，药尽化开，其药峻利，必有情性，病去之后，脾胃既损，是真气、元气败坏，促人之寿。当时设下一药，枳实一两，麸炒黄色为度，白术二两，只此二味，荷叶裹，烧饭为丸。以白术甘温，甘温补脾胃之元气，其苦味除胃中之湿热，利腰脐间血，故先补脾胃之弱，过于枳实克化之药一倍。枳实味苦寒，泄心下之痞闷，消化胃中所伤，此一药下胃，其所伤不能即去，须侍一两时辰许，食则消化，是先补其虚而后化其所伤，则不峻利矣。当是之时，未悟用荷叶烧饭为丸之理，老年味之始得，可谓奇矣。荷叶之物，中央空，象震卦之体。震者，动也，人感之生。足少阳甲胆者，风也，生化万物之根蒂也。《内经》云：履端于始，序则不愆。人之饮食入胃，营气上行，即少阳甲胆之气也。其手少阳三焦经，人之元气也。手足经同法，便是少阳元气生发也。胃气、谷气、元气、甲胆上升之气一也，异名虽多，止是胃气上升者也。荷叶之体，生于水土之下，出于污秽之中，非污所染，挺然独立，其色青，形乃空，青而象风木者也。食药感此气之化，胃气何由不上升乎？其主意用此一味为引用，可谓远识深虑，合于道者也。更以烧饭和药，与白术协力，滋养谷而补令胃厚，再不至内伤，其利广矣、大矣。若内伤脾胃辛热之物、酒肉之类，自觉不快，觅药于医，医者亦不问所伤，付之集香丸、小丁香丸、巴豆大热药之类下之，大便下则物去，遗留食之热性、药之热性，重伤元气，则七神不炽。《经》云热伤气，正谓此也。其人必无气以动而热困，四肢不举，传变诸疾不可胜数，使人真气自此衰矣。若伤生冷硬物，世医或用大黄、牵牛二味大寒药投之，随药下所伤去矣，遗留食之寒性、药之寒性重泻其阳，阳去则皮肤筋肉血脉无所依倚，便为虚损之证，论言及此，令人寒心。夫辛辣薄味之药，无故不可乱服，非止牵牛而已。《至真要大论》云：五味入口，各先逐其所喜攻。攻者，克伐泻也。辛味下咽，先攻泻肺之五气。气者，真气、元气也。其牵牛之辛辣猛烈，伤人尤甚。饮食所伤肠胃，邪当以苦泄其肠胃可也。肺与元气何罪之有？用牵牛大罪有五，此其一也；况胃主血所生病，为物所伤物者，有形之物也，皆是血病泻其气，其罪二也；且饮食伤之于中焦，止合克化消导其食，重泻上焦肺中已虚之气，其罪三也；食伤肠胃，当塞因塞用，又曰寒因寒用①，枳实、大黄苦寒之物以泄有形是也，反以辛辣牵牛散泻真气，大禁四也；殊不知《针经》有云：外来客邪风寒伤人五脏，若误泻胃气必死，误补亦死。其死也，无气以动，故静。若内伤肠胃，而反泻五脏，必死，误补亦死。其死也，阴气有余，故躁。今内伤肠胃，是谓六腑不足之病，反泻上焦虚无肺气。肺者，五脏之一数也。

---

① 寒因寒用：原作"塞因塞用"，据文义改。

虽不即死，若更旬日之间，必暗损人寿数。谓如人寿应百岁，为牵牛之类朝损暮损，其元气消耗，不得终其天年，但人不觉耳，将为天年已尽，此乃暗里折人寿数。故特著此论并方，庶今四海闻而行之，不至夭横耳，此老夫之用心也。

　　胃气不可不养，复明养胃之理。《内经》云：安谷者昌，绝谷者亡。水去则荣散，谷消则卫亡，荣散卫亡，神无所依。仲景云：水入于经，其血乃成，谷入于胃，脉道乃行。故血不可不养，胃不可不温，血养胃温，荣卫将行，常有天命。谷者，身之大柄也。《书》与《周礼》皆云：金、木、水、火、土，谷惟修以奉养五脏者也。内伤饮食，固非细事，苟妄服食药，而轻生殒命，其可乎哉！《黄帝针经》有说：胃恶热而喜清冷，大肠恶清冷而喜热，两者不和，何以调之？岐伯曰：调此者，食饮衣服亦欲适寒温，寒无凄怆，暑无出汗。饮食，热无灼灼，寒无凄凄，寒温中适，故气将持，乃不致邪僻也。是必有因用，岂可用俱寒俱热之药仓卒致损，与以刃杀人者何异？《内经》说：内伤者，其气口脉反大于人迎一倍、二倍、三倍，分经用药。又曰：上部有脉，下部无脉，其人当吐不吐者死。如但食不纳，恶心欲吐者，不问一倍、二倍，不当正与瓜蒂散吐之，但以指或以物探去之。若所伤之物去不尽者，更诊其脉，问其所伤，以食药去之，以应塞因塞用，又谓之寒因寒用。泄而下降，乃应太阴之用。其中更加升发之药，令其元气上升，塞因通用，因曲而为直。何为曲？内伤胃气是也。何为直？因而升发胃气是也。因其饮食之内伤，而使生气增益，胃气完复，此乃因曲而为之直也。若分经用药，其所伤之物，寒热温凉，生硬柔软，所伤不一，难立定一法，只随所伤之物不同，各立治法，临时加减用之。其用药又当问病人从来，禀气盛衰，所伤寒物热物，是喜食而食之耶，不可服破气药。若乘饥因而伤之邪，当益胃气。或为人所勉劝强食之，宜损血而益气也。诊其脉候伤在何脏，可与对病之药，岂可妄泻天真元气，以轻丧身宝乎？且如先食热物而不伤，继之以寒物，因后食致前食亦不消化而伤者，当问热食、寒食孰多孰少，斟酌与药，无不当矣。喻如伤热物二分，寒物一分，则当用寒药二分，热药一分，相合而与之，则荣卫之气必得周流。更有或先饮酒而后伤寒冷之食，及伤热食、冷水与冰，如此不等，皆当验其节次所伤之物，酌量寒热之剂分数，各各对证与之，无不取效。自忖所定药方，未敢便谓服之以能尽药性之理，姑用指迷辩惑耳。

三黄枳术丸 治伤肉湿面、辛辣味厚之物，填塞闷乱不快。

枳实麸炒,五钱　黄连去须,酒洗　大黄湿纸裹煨　神曲炒　橘皮　白术各一两　黄芩二两

上为极细末，汤浸蒸饼为丸，如绿豆一倍大，每服五十丸，白汤下，临时量所伤多少，加减服之。

巴豆三棱丸 一名木香见现丸　治伤生冷硬物，心腹满闷疼痛。

巴豆霜五分　木香二钱　升麻　柴胡各三钱　草豆蔻面裹煨熟,用仁　香附子炒,各五钱　神曲炒黄色　石三棱去皮煨　京三棱煨,各一两

上为细末，汤浸蒸饼为丸，如绿豆一倍大，每服一二十丸，温白汤下，量所伤多少，加减服之。

白术丸 治伤豆粉、湿面、油腻之物。

白矾枯,三钱　黄芩五钱　橘皮七钱　神曲炒黄色　半夏汤洗七次　白术各一两　枳实麸炒黄色,一两一钱

上为极细末，汤浸蒸饼为丸，如绿豆大，每服三五十丸，白汤下。素食多用干姜，故加黄芩以泻之。

草豆蔻丸 治秋冬伤寒冷物，胃脘当心而痛，上肢两胁，咽膈不通。

炒盐五分　干生姜　青皮　橘皮各二钱　麦蘖面炒黄色　生黄芩冬月不用　半夏汤洗七次　神曲炒,各五钱　草豆蔻面裹煨,去皮取仁　白术各一两　枳实麸炒,二两

上为极细末，汤浸蒸饼为丸，如绿豆大，每服五十丸，白汤下。

中满腹胀门

中满腹胀论

《六元政纪论》云：太阴所至为中满，太阴所至为蓄满。诸湿肿满，皆属脾土。《论》云：脾乃阴中之太阴，同湿土之化。脾湿有余，腹满食不化。天为阳、

为热，主运化也；地为阴、为湿，主长养也。无阳则阴不能生化，故云脏寒生满病。《调经篇》云：因饮食劳倦，损伤脾胃，始受热中，末传寒中，皆由脾胃之气虚弱，不能运化精微而制水谷，聚而不散，而成胀满。《经》云：腹满䐜胀，支膈胠胁，下厥上冒，过在太阴阳明，乃寒湿郁遏也。《脉经》所谓胃中寒则胀满者是也。《针经》三卷杂病第八。腹满大便不利，上走胸嗌，喘息喝喝然，取足少阴。又云：胀取三阳。三阳者，足太阳寒水为胀，与《通评虚实论》说"腹暴满，按之不下，取太阳经络，胃之募也"正同。取者，泻也，《经》云"中满者，泻之于内"者是也。宜以辛热散之，以苦泻之，淡渗利之，使上下分消其湿。正如开鬼门，洁净府，温衣缪刺①其处，是先泻其血络，后调其真经，气血平，阳布神清，此治之正也。或曰：诸腹胀大皆属于热者何也？此乃病机总辞。假令外伤风寒有余之邪，自表传里，寒变为热，而作胃实腹满，仲景以大承气汤治之。亦有膏粱之人，湿热郁于内，而成胀满者，此热胀之谓也。大抵寒胀多而热胀少，治之者宜详辨之。

诸腹胀大皆属于热论

诸腹胀大，皆属于热。此乃八益之邪，有余之证，自天外而入，是感风寒之邪传里，寒变为热，作胃实日晡潮热，大渴引饮，谵语，是太阳阳明并大实大满者，大承气下之。少阳阳明微满实者，小承气下之。泄之则胀已，此之谓也。假令痎疟为胀满，亦有寒胀、热胀，是天之邪气，伤暑而得之，不即时发，至秋暑气衰绝，而疟病作矣，知其寒也，《局方》用交解饮子者是也。内虚不足，寒湿令人中满，及五脏六腑俱有胀满，更以脉家寒热多少较之，胃中寒则胀满，浊气在上则生䐜胀，胀取三阳。三阳者，足太阳膀胱寒水为胀，腹暴满，按之不下，取太阳经络者，胃之募也正同。腹满䐜胀，肢膈胠胁，下厥上冒，过在太阴阳明，胃中寒湿郁遏也。太阴䐜胀，复不利，不欲食，食则呕，不得卧，按所说寒胀之多如此。

中满治法，当开鬼门，洁净府。开鬼门者，谓发汗也；洁净府者，利小便

---

① 缪刺：刺健侧血络出血。

也。中满者，泻之于内。谓脾胃有病，当令上下分消其湿①，下焦如渎，气血自然分化，不待泄滓秽。如或大实大满，大小便不利，从权以寒热药下之。或伤酒湿面及味厚之物，膏粱之人，或食已便卧，使湿热之气不得施化，致令腹胀满，此胀亦是热胀。治热胀，分消丸主之。如或多食寒凉，及脾胃久虚之人，胃中寒则胀满，或脏寒生满病，以治寒胀，中满分消汤主之。

中满分消丸 治中满热胀、鼓胀、气胀、水胀，此非寒胀类。

白术　人参　炙甘草　猪苓去黑皮　姜黄以上各一钱　白茯苓去皮　干生姜　砂仁各二钱　泽泻　橘皮各三钱　知母炒，四钱　黄芩去腐炒，夏用一两二钱　黄连净炒　半夏汤洗七次　枳实炒，各五钱　厚朴姜制，一两

上除茯苓、泽泻、生姜外，共为极细末，入上三味和匀，汤浸蒸饼为丸，如梧桐子大，每服一百丸，焙热，白汤下，食远服，量病人大小加减。

中满分消汤 治中满寒胀，寒疝，大小便不通，阴躁，足不收，四肢厥逆，食入反出，下虚中满，腹中寒，心下痞，下焦躁寒沉厥，奔豚不收。

川乌　泽泻　黄连　人参　青皮　当归　生姜　麻黄　柴胡　干姜　荜澄茄各二分　益智仁　半夏　茯苓　木香　升麻各三分　黄芪　吴茱萸　厚朴　草豆蔻仁　黄柏各五分

上㕮咀如麻豆大，都作一服，水二大盏，煎至一盏，食前热服。忌房室、酒、湿面、生冷及油腻等物。

广茂溃坚汤 治中满腹胀，内有积聚，坚硬如石，其形如盘，令人不能坐卧，大小便涩滞，上喘气促，面色萎黄，通身虚肿。

广茂　红花　吴茱萸各二分　升麻　生甘草　柴胡　泽泻　神曲　青皮　陈皮各三分　厚朴生用　黄芩　黄连　益智仁　草豆蔻仁　当归梢各五分　半夏七分　如渴加葛根四分

上㕮咀如麻豆大，水二大盏，煎至一盏，稍热服，食远。忌酒醋湿面。服二服之后，中满减半，止有积不消，再服后药。

半夏厚朴汤

红花　苏木各半分　吴茱萸　干生姜　黄连各一分　木香　青皮各二分

---

① 湿：原为"温"，据上下文文义改。

肉桂　苍术　白茯苓　泽泻　柴胡　陈皮　生黄芩　草豆蔻仁　生甘草各三分　京三棱　当归梢　猪苓　升麻各四分　神曲六分　厚朴八分　半夏一钱　桃仁七个　昆布少许　如渴加葛根三分

上㕮咀，作一服，水三盏，煎至一盏，去柤，稍热服。此药二服之后，前证又减一半，却于前药中加减服之。

破气滞汤一名木香化滞散　破滞气，治心腹满闷。

炙甘草四分　白檀　藿香　陈皮　大腹子①　白豆蔻仁　白茯苓　桔梗各五分　砂仁　人参　青皮　槟榔　木香　姜黄　白术各二钱

上㕮咀，每服三钱，水二盏，煎至一盏，去柤，温服，不拘时。

草豆蔻汤　治腹中虚胀。

泽泻一分　木香三分　神曲四分　半夏制四分　枳实　草豆蔻仁　黄芪春夏去之　益智　甘草各五分　青皮　陈皮各六分　茯苓　当归各七分

上为粗末，都作一服，水二大盏，生姜三片，煎至一盏，去柤，温服。冬月加黄芪五七分，春夏止服正药，食远。

心腹痞门

消痞丸　治心下痞闷，一切所伤，及积年不愈者。

干生姜　神曲炒　炙甘草各二分　猪苓二钱五分　泽泻　厚朴　砂仁各三钱　半夏汤洗七次　陈皮　人参各四钱　枳实五钱，炒　黄连净炒　黄芩各六钱　姜黄　白术各一两

上为细末，汤浸蒸饼为丸，如梧桐子大，每服五七十丸至百丸，白汤送下，食远服。

失笑丸一名枳实消痞丸　治右关脉弦，心下虚痞，恶食懒倦，开胃进饮食。

干生姜一钱　炙甘草　麦蘖面　白茯苓　白术各二钱　半夏曲　人参各三钱　厚朴四钱，炙　枳实　黄连各三钱

上为细末，汤浸蒸饼为丸，梧桐子大，每服五七十丸，白汤下，食远服。

---

① 大腹子：疑为"大腹皮"之误。

黄连消痞丸 治心下痞满,壅滞不散,烦热喘促不安。

泽泻 姜黄各一钱 干生姜二钱 炙甘草 茯苓 白术各三钱 陈皮五钱 猪苓五钱 枳实七钱,炒 半夏九钱 黄连一两 黄芩二两,炒

上为细末,汤浸蒸饼为丸,如梧桐子大,每服五十丸,温汤下,食远。

消痞汤 一名木香化滞汤 治因忧气郁结中脘,腹皮里微痛,心下痞满,不思饮食。

枳实炒 当归梢各二分 陈皮 生姜 木香各三分 柴胡四分 草豆蔻 炙甘草各五分 半夏一钱 红花少许

上为粗末,作一服,水二盏,生姜三片,煎至一盏,食远服,忌酒湿面。

葶苈丸 一名人参顺气饮子 治心下痞,胸中不利。

半夏洗 厚朴炙 石膏 青皮各五分 当归身七分 白豆蔻仁 缩砂 茵陈酒制 干葛各一钱 炙甘草 羌活 黄芩一半酒洗,一半炒 苦葶苈酒洗,炒 人参 柴胡 独活各三钱

上为细末,汤浸蒸饼和匀,筛子内擦如米大,每服二钱,临卧用一口汤下。

胃脘痛门

草豆蔻丸 治脾胃虚弱,而心火乘之,不能滋荣上焦元气,遇冬肾与膀胱寒水旺时,子能令母实,以致肺金大肠相辅而来克心乘脾胃,此大复仇也。《经》云:大胜必大复,理之常也。故皮毛血脉分肉之间,元气已绝于外,又大寒大燥二气并乘之,则苦恶风寒,耳鸣及腰背相引而痛,鼻息不通,不闻香臭,额寒脑痛,大恶风寒,目时眩,不欲开。腹中为寒水反乘,痰唾沃沫,食则反出,腹中常痛,心胃作痛,胁下缩急,有时而痛,腹不能努,大便多泻而少秘,下气不绝,或腹中鸣,此脾胃虚之至极也。胸中气乱,心烦不安,而为霍乱之渐,咽膈不通,极则噎塞有声,喘喝闭塞,或于日阳处,或于暖室中少缓,口吸风寒之气则复作。四肢厥逆,身体沉重,不能转侧,头不可以回顾;小便溲而时躁,此药主之。秋冬寒凉大复气之药也。

神曲末 柴胡详胁下痛多少用之 姜黄各四分 当归身 青皮各六分 黄芪 人参 益智仁 吴茱萸汤洗,焙干 陈皮 白僵蚕各八分 泽泻小便数减半 半

夏各一钱,洗　甘草生六分,熟六分　麦蘖面一钱五分,炒　草豆蔻仁面裹烧熟为度,一钱四分　桃仁七个,汤浸去皮尖

上除桃仁别研如泥,余为细末,同研匀,汤浸蒸饼为丸,如梧桐子大,每服五七十丸,白汤下,食远服。

神圣复气汤　治复气乘冬足太阳寒水、足少阴肾水之旺,子能令母实,手太阴肺实,反来克土,火木受邪。腰背胸膈闭塞疼痛;善嚏,口中涎,目中泣,鼻中流浊涕不止,或如息肉,不闻香臭,咳嗽痰沫。上热如火,下寒如冰。头作阵痛,目中溜火,视物䀮䀮,耳聋耳鸣;头并口鼻大恶风寒,喜日晴暖,夜卧不安,常觉痰塞咽膈不通,口不知味,两胁缩急而痛,牙齿动摇不能嚼物,脐腹之间及尻臀足膝不时寒冷,前阴冷而多汗,行步欹侧,起居艰难,麻木风痹,小便数,气短喘喝,少气不足以息,遗失无度,及妇人白带,阴户中大痛牵心,面色鳌黑,男子控睾,痛牵心腹,或面色如赭,食少,大小便不调,烦心霍乱,逆气里急,腹不能努,或肠鸣,膝下筋急,肩胛大痛,此皆寒水来复火土之仇也。

干姜炮　黑附子炮,各三分　防风　人参　郁李仁另研,各五分　当归身六分,酒洗　半夏汤洗　升麻各七分　藁本　甘草各八分　柴胡　羌活各一钱　白葵花五朵,去心剪碎

上件都作一服,水五大盏,煎至二盏,入黄芪一钱,橘红五分,草豆蔻仁一钱,面裹煨熟去皮一钱,同煎至一盏,再入下项药:黄柏三分,酒浸;黄连三分,酒浸;枳壳三分;生地黄三分,酒洗。此四味预一日,另用新水浸,又以华细辛二分,川芎细末三分,蔓荆子三分,作一处浸,此三味并黄柏等。煎正药作一大盏,不去柤,入此所浸之药,再上火同煎至一大盏,去柤,热服,空心。又能治啮颊、啮唇舌、舌根强硬等证如神。忌肉汤,及食肉,不使助经络中火邪也。大抵肾元与膀胱经中有寒,气不足者,并宜服之。于月生、月满时食,隔三五日一服,如病急不拘时候。

麻黄豆蔻丸　治客寒犯胃,心胃大痛不可忍。

木香　青皮　红花　厚朴各二分　苏木三分　荜澄茄四分　升麻　半夏汤洗　麦蘖面　缩砂仁　黄芪　白术　陈皮去白　柴胡　炙甘草　吴茱萸　当归身各五分　益智仁八分　神曲末二钱,炒　麻黄不去节,三钱　草豆蔻仁五钱

上为细末，汤浸蒸饼为丸，如梧桐子大，每服五十丸，白汤下，或细嚼汤下亦可。

酒客病论

论酒大热有毒，气味俱阳，乃无形之物也。若伤之则止当发散，汗出则愈矣，此最妙法也。其次莫如利小便，二者乃上下分消其湿，何酒病之有？今之酒病者，往往服酒癥丸，大热之药下之，又有牵牛、大黄下之，是无形元气受病，反下有形阴血，乖悞甚矣。酒性大热，已伤元气，而复重泻之，况亦损肾水真阴，及有形阴血俱为不足，如此则阴血愈虚，真水愈弱，阳毒之热大旺，反增其阴火，是谓元气消亡，十神何依？折人长命，虽不即死，而虚损之病成矣。《金匮要略》云：酒疸下之，久久为黑疸，慎不可犯此戒。不若令上下分消其湿，当以葛花解酲汤主之。

葛花解酲汤

木香五分　人参去芦　猪苓去黑皮　白茯苓　橘皮各一钱五分　白术　干生姜　神曲炒　泽泻各二钱　莲花青皮三钱　缩砂仁　白豆蔻仁　葛花各五钱

上为极细末，和匀，每服三钱匕，白汤调下，但得微汗，酒病去矣。

此盖不得已而用，岂可恃赖日日饮酒？此药气味辛辣，偶因酒病服之，则不损元气，何者？敌酒病故也，若频服之，损人天命。

枳术丸　治痞，消食强胃。

枳实麸炒黄色，一两　白术二两

上为极细末，荷叶裹，烧饭为丸，如绿豆一倍大，每服五十丸，白汤下，不拘时候，量所伤多少，加减服之。

半夏枳术丸　治因冷物内伤。

半夏汤洗七次，一两　枳实麸炒黄色　白术各二两

上三味为极细末，荷叶裹，烧炊饭为丸，如绿豆一倍大，每服五十丸，白汤下，量所伤加减服之。

橘皮枳术丸　治元气虚弱，饮食不消，或脏腑不调，心下痞闷。

橘皮　枳实麸炒黄色,各一两　白术二两

上为极细末,荷叶裹,烧饭为丸,如绿豆一倍大,每服五十丸,白汤下,量所伤加减服之。

除湿益气丸　治伤湿面,心腹满闷,肢体沉重。

红花三分　萝卜子炒熟,五钱　枳实麸炒,黄色　黄芩生用　神曲炒黄色　白术各一两

上同为细末,荷叶裹,烧饭为丸,如绿豆一倍大,每服五十丸,白汤下,量所伤加减服之。

除湿散　治伤马奶子并牛羊酪水,一切冷物。

甘草炙　红花各二钱　半夏汤洗七次　干生姜各三钱　车前子　泽泻各五钱　茯苓七钱　神曲炒黄色,一两

上为极细末,每服三钱匕,白汤调下,食前。

升麻黄连丸　治多食肉,口臭,不欲闻其秽恶气,使左右不得近。

白檀二钱　生甘草三钱　生姜取自然汁　莲花青皮　升麻各五钱　黄连去须,一两　黄芩去腐,酒洗,二两

上为极细末,汤浸蒸饼为丸,如弹子大,每服一丸,细嚼,白汤下,食后。

上二黄丸　治伤热食,痞闷,兀兀欲吐,烦乱不安。

甘草二钱　升麻　柴胡以上各三钱　黄连酒洗,一两　黄芩二两　一方加枳实五钱

上为细末,汤浸蒸饼为丸,如绿豆大,每服五十丸,白汤下,食远。

治伤冷饮者,以五苓散,每服二钱,三钱匕,加生姜煎服之。

治伤食兼伤冷饮者,煎五苓散送半夏枳术丸。

治伤冷饮不恶寒者,腹中亦不觉寒,惟觉闷,身重食不化者,或小便不利,煎去桂五苓散,依前斟酌服之。

瓜蒂散　上部有脉,下部无脉,其人当吐不吐者死。何谓下部无脉?此谓木郁也。饮食过饱,填塞胸中。胸中者,太阴之分野。《经》曰:气口反大于人迎三倍,食伤太阴。故曰木郁则达之,吐者是也。

瓜蒂　赤小豆以上各等分

上二味为极细末,每服二钱匕,温浆水调下,取吐为度。

若不至两手尺脉绝无，不宜便用此药，恐损元气，令人胃气不复。若只是胸中窒塞，闷乱不通，以指探去之。如不得吐者，以物探去之，得吐则已，如食不去，用此药吐之。解云：盛食填塞于胸中，为之窒塞，两寸脉当主事，两尺脉不见，其理安在？胸中有食，故以吐出之。食者，物也，物者，坤土也，是足太阴之号也。胸中者，肺也，为物所填。肺者，手太阴金也。金主杀伐也，与坤土俱在于上，而旺于天，金能克木，故肝木生发之气伏于地下，非木郁而何？吐去上焦阴土之物，木得舒畅，则郁结去矣。

食塞于上，脉绝于下，若不明天地之道，无由达此至理。水火者，阴阳之征兆，天地之别名也。故曰：独阳不生，独阴不长。天之用在于地下，则万物生长矣；地之用在于天上，则万物收藏矣。此乃天地交而万物通也，此天地相根之道也。故阳火之根本于地下，阴水之源本于天上，故曰：水出高源。故人五脏主有形之物，物者，阴也。阴者，水也。右三部脉主之，偏见于寸口。食塞其三，是绝五脏之源，源绝则水不下流，两尺竭绝，此其理也，何疑之有？假令所伤前后不同，以分为率，伤热物二分，伤生冷硬物一分，用寒药三黄丸二停，热药巴豆三棱丸一停，合而服之。如热物伤少而寒物伤多，则寒药少而热药多也。假令夏月大热之时，伤生冷硬物，当用热药巴豆三棱丸治之，须加三黄丸，谓天时不可伐，故加寒药以顺时令。若热物只用三黄丸何谓？此三黄丸，时药也，假令冬天大寒之时，伤羊肉湿面等热物，当用三黄丸治之，须加热药少许，草豆蔻丸之类是也，为引用，又为时药。《经》云：必先岁气，无伐天和，此之谓也。余皆仿此。

消渴门

消渴论

《阴阳别论》云：二阳结谓之消。《脉要精微论》云：瘅成为消中。夫二阳者，阳明也。手阳明大肠主津，病消则目黄口干，是津不足也；足阳明胃主血，热则消谷善饥，血中伏火，乃血不足也。结者，津液不足，结而不润，皆燥热为病也。此因数食甘美而多肥，故其气上溢，转为消渴，治之以兰，除陈气也，不可服膏粱芳草石药，其气慓悍，能助燥热也。越人云：邪在六腑，则阳脉不和，阳脉不和，则气留之，气留之则阳脉盛矣，阳脉大盛，则阴气不得营也，故皮肤肌肉消削是也。《经》云：凡治消瘅、仆系、偏枯、痿厥、气满发逆，肥贵人则膏粱之疾也。岐伯曰：脉实病久可治，脉弦小病久不可治。后分为三消。高消者，舌上赤裂，大渴引饮，《逆调论》云心移热于肺，传于膈消者是也，以白虎加人参汤治之；中消者，善食而瘦，自汗，大便硬，小便数，叔和云口干饮水，多食亦饥，虚瘅成消中者是也，以调胃承气、三黄丸治之；下消者，烦躁引饮，耳轮焦干，小便如膏，叔和云焦烦水易亏，此肾消也，以六味地黄丸治之。《总录》所谓末传能食者，必发脑疽背疮，不能食者，必传中满鼓胀，皆谓不治之证。洁古老人分而治之，能食而渴者，白虎加人参汤；不能食而渴者，钱氏方白术散倍加葛根治之。上中既平，不复传下消矣。前人用药厥有旨哉！或曰：末传疮疽者何也？此火邪胜也，其疮痛甚而不溃，或赤水者是也。《经》云：有形而不痛，阳之类也，急攻其阳，无攻其阴，治在下焦，元气得强者生，失强者死。末传中满者何也？以寒治热，虽方士不能废其绳墨而更其道也。然脏腑有远近，心肺位近，宜制小其服；肾肝位远，宜制大其服，皆适其至所为故。知过与不及，皆诛罚无过之地也。如高消、中消，制之太急，速过病所，久而成中满之病，正谓上热未除，中寒复生者也。非药之罪，失其缓急之制也，处方之制，宜加意焉。

和血益气汤 治口干、舌干，小便数，舌上赤脉，此药生津液，除干燥，生肌肉。

柴胡　炙甘草　生甘草此味治口干、舌干也　麻黄根各三分　酒当归梢四分　酒知母　酒汉防己　羌活各五分　石膏六分,治小便赤色　酒生地黄七分　酒黄连八分,治舌上赤脉也　酒黄柏　升麻各一钱　杏仁　桃仁各六个　红花少许

上咬咀，都作一服，水二大盏，煎至一盏，去粗，温服，忌热湿面酒醋等物。

当归润燥汤 治消渴大便闭涩，干燥结硬，兼喜温饮，阴头退缩，舌燥口干，眼涩难开，及于黑处见浮云。

细辛一分　生甘草　炙甘草　熟地黄各三分　柴胡七分　黄柏　知母　石

膏　桃仁泥子　当归身　麻子仁　防风　荆芥穗各一钱　升麻一钱五分　红花少许　杏仁六个　小椒三个

上㕮咀，都作一服，水二大盏，煎至一盏，去粗，热服，食远，忌辛热物。

生津甘露汤一名清凉饮子　治消中能食而瘦，口舌干，自汗，大便结燥，小便频数。

升麻四分　防风　生甘草　汉防己　生地黄各五分　当归身六分　柴胡　羌活　炙甘草　黄芪　酒知母　酒黄芩各一钱　酒龙胆草　石膏　黄柏各一钱五分　红花少许　桃仁五个　杏仁十个

上㕮咀，都作一服，水二盏，酒一匙，煎至一盏，稍热服，食远。

辛润缓肌汤一名清神补气汤　前消渴证才愈，止有口干，腹不能努，此药主之。

生地黄　细辛各一分　熟地黄三分　石膏四分　黄柏酒制　黄连酒制　生甘草　知母各五分　柴胡七分　当归身　荆芥穗　桃仁　防风各一钱　升麻一钱五分　红花少许　杏仁六个　小椒二个

上㕮咀，都作一服，水二大盏，煎至一盏，食远，稍热服之。

甘草石膏汤　渴病久愈，又添舌白滑微肿，咽喉咽津觉痛，嗌肿，时时有渴，喜冷饮，口中白沫如胶。

生地黄　细辛各一分　熟地黄　黄连各三分　甘草五分　石膏六分　柴胡七分　黄柏　知母　当归身　桃仁炒，去皮尖　荆芥穗　防风各一钱　升麻一钱五分　红花少许　杏仁六个　小椒二个

上如麻豆大，都作一服，水二盏，煎至一盏，食后温服。

甘露膏一名兰香饮子　治消渴饮水极甚，善食而瘦，自汗，大便结燥，小便频数。

半夏二分，汤洗　熟甘草　白豆蔻仁　人参　兰香　升麻　连翘　桔梗各五分　生甘草　防风各一钱　酒知母一钱五分　石膏三钱

上为极细末，汤浸蒸饼，和匀成剂，捻作薄片子，日中晒半干，擦碎如米大，每服二钱，淡生姜汤送下，食后。

生津甘露饮子　治消渴上下齿皆麻，舌根强硬肿痛，食不能下，时有腹胀，或泻黄如糜，名曰飧泄。浑身色黄，目睛黄甚，四肢痿弱，前阴如冰，尻臀腰背

寒，面生鳖色，胁下急痛，善嚏，喜怒健忘。

藿香二分　柴胡　黄连　木香各三分　白葵花　麦门冬　当归身　兰香各五分　荜澄茄　生甘草　山栀子　白豆蔻仁　白芷　连翘　姜黄各一钱　石膏一钱二分　杏仁去皮　酒黄柏各一钱五分　炙甘草　酒知母　升麻　人参各二钱　桔梗三钱　全蝎二个，去毒

上为细末，汤浸蒸饼和匀成剂，捻作片子，日中晒半干，擦碎如黄米大，每服二钱，津唾下，或白汤送下，食远服。

眼耳鼻门

诸脉者皆属于目论

《阴阳应象论》云：诸脉者皆属于目，目得血而能视，五脏六腑精气，皆上注于目而为之精。精之窠为眼，骨之精为瞳子，筋之精为黑眼，血之精为络，其窠气之精为白眼，肌肉之精则为约束，裹撷筋骨血气之精，而与脉并为系，上属于脑，后出于项中。故邪中于项，因逢其身之虚，其入深则即随眼系入于脑，则脑转，脑转则引目系急，目系急则目眩以转矣。邪中其精，其精所中，不相比也则精散，精散则视岐，故见两物。目者，五脏六腑之精，荣卫魂魄之所常营也，神气之所主也，故神劳则魂魄散，志意乱，是故瞳子黑眼发于阴，白眼赤脉发于阳，故阴阳合传而为精明也。目者，心之使也，心者，神之舍也，故神精乱而不转，卒然见非常之处，精神魂魄散不相得，故曰惑也。夫十二经脉、三百六十五络，其血气皆上走于面而走空窍，其清阳气上散于目而为精，其气走于耳而为听。因心事烦冗，饮食失节，劳役过度，致脾胃虚弱，心火大盛，则百脉沸腾，血脉逆行，邪害空窍，天明则日月不明矣。夫五脏六腑之精气，皆禀受于脾，上贯于目。脾者，诸阴之首也；目者，血脉之宗也。故脾虚则五脏之精气皆失所司，不能归明于目矣。心者，君火也，主人之神，宜静而安，相火代行其令。相火者，包络也，主百脉皆荣于目，既劳役运动，势乃妄行，又因邪

气所并而损血脉,故诸病生焉。凡医者不理脾胃及养血安神,治标不治本,是不明正理也。

内障眼论

凡心包络之脉出于心中,以代心君之行事也,与少阳为表里。瞳子散大者,少阴心之脉挟目系,厥阴肝之脉连目系,心主火,肝主木,此木火之势盛也。其味则宜苦、宜酸、宜凉,大忌辛辣热物,以助木火之邪也,饮食中常知此理可也。夫辛主散,热则助火,故不可食。诸酸主收心气,泻木火也;诸苦泻火热,则益水也。尤忌食冷水大寒之物,此则能损胃气不行,则元气不生,元气不行,胃气下流,胸中三焦之火及心火乘于肺,上入脑灼髓。火主散溢,瞳子开大,大热之物又助火邪,此盖不可食验也。药中云:茺蔚子一味辛及主益睛,辛者,是助火也,故去之。乃加黄芩、黄连,泻中焦之火,芩能泻上焦肺中之火,以酒洗之,乃寒因热用也。又去青葙子,为助阳火也,加五味子以收瞳仁①开大。且火之与气势不两立,故《内经》曰:壮火食气,气食少火,少火生气,壮火散气。诸酸之物能助元气,孙真人云:五月常服五味,助五脏气,以补西方肺金。法云以酸补之,以辛泻之,辛泻气则明矣。或曰药中有当归,其味亦辛而甘,其不去者何?此辛甘一味,以其和血之圣药,况有甘味,又欲以为向导,为诸药之使耳。

芎辛汤 治两眼昼夜隐涩难开,羞明恶日,视物昏暗,赤肿而痛。

细辛二分　芎䓖　蔓荆子各五分　甘草　白芷各一钱　防风一钱五分

上㕮咀,都作一服,水二盏,煎至一盏,临卧温服。

碧天丸一名并珠丸　治目疾累服寒凉药不愈,两眼蒸热,如火之熏,赤而不痛,满目红丝,血脉贯睛,瞀闷昏暗,羞明畏日,或上下睑赤烂,或冒风沙而内外眦皆破,洗之神效。

枯白矾二分　铜绿七分,研　瓦粉炒黑,一两

---

① 仁:原为"人",据解剖学名词改,下同。

上先研白矾、铜研令细，旋旋入粉同研匀，熟水和之，共为一百丸。每用一丸，热汤半盏，浸一二个时辰，洗至觉微涩为度，合半时辰许，临卧洗之，瞑目便睡。一丸可洗十遍，再用汤内坐令热，此药治其标，若里实者不宜用。

广大重明汤 治两目睑赤烂，热肿疼痛并稍赤，及眼睑痒痛，抓之至破，眼弦生疮，目多眵泪，隐涩难开。

龙胆草　防风　生甘草　细辛各一钱

上剉如咀，内甘草不剉，只作一折，先以水一大碗半，煎龙胆一味，至一半再入余三味，煎至少半碗，滤去粗，用清带热洗，以重汤坐令热，日用五七次，但洗毕合眼一时，去胬肉泛长及痒亦验。

百点膏 张济氏眼病翳六年，以至遮瞳仁，视物不明，有云气之状，因用此药而效。

蕤仁去皮尖，三分　当归身　甘草各六分　防风八分　黄连拣净，二钱，剉如麻豆大，水一大碗，煎至一半，入药

上件剉如麻豆大，蕤仁别研如泥，同熬，滴在水中不散，入去沫蜜少许，再熬少时为度。令病人心静点之，至目中微痛，日用五七次，临卧点尤疾效，名之曰百点膏。但欲多点，使药力相继也。

选奇汤 治眉骨痛不可忍。

炙甘草夏月生用　羌活　防风各三钱　酒黄芩一钱，冬月不用此一味，如能食，热痛倍加之

上㕮咀，每服五钱，水二盏，煎至一盏，去粗，食后服之。

神效明目汤 治眼楞紧急，致倒睫拳毛，及上下睑昏赤烂，睛疼昏暗，昼则冷泪常流，夜则眼涩难开。

细辛二分　蔓荆子五分　防风一钱　葛根一钱五分　甘草二钱　一方加黄芪一钱

上㕮咀，作一服，水二盏，煎至一盏，去粗，稍热，临卧服。

羌活点翳膏 一名复明膏　治足太阳寒水，膜子遮睛，白翳在上，视物不明。

椒树东南根二分，西北根二分　藁本　汉防己各二分　黄连　防风　麻黄去根节　柴胡　升麻　生地黄各三分　生甘草四分　当归身六分　羌活七分　蕤仁六个

上用净水一大碗，先煎汉防己、黄连、生甘草、当归、生地黄，煎至一半下余药，再煎至一盏，去粗，入银石器中再熬之，有力为度。

明目细辛汤 治两目发赤微痛，羞明畏日，怯风寒，怕火，眼睫成纽，眵糊多，隐涩难开，眉攒肿闷，鼻塞，涕唾稠粘，大便微硬。

川芎五分　生地黄酒制　蔓荆子各六分　当归梢　白茯苓　藁本各一钱　荆芥一钱二分　防风二钱　麻黄根　羌活各三钱　细辛少许　红花少许　椒八个　桃仁二十个

上㕮咀，分作四服，每服水二盏，煎至一盏，去粗，稍热，临卧服之。忌酒醋湿面。

复明散 治内障。

青皮三分　橘皮　川芎　苍术各五分　炙甘草　生地黄　连翘　柴胡各一钱　黄芪一钱五分　当归身二钱

上剉如麻豆大，都作一服，水二大盏，煎至一盏，去粗，稍热服之，食后。忌酒、醋、湿面、辛热大料物之类。

助阳和血汤 治眼发之后，微有上热，白睛红，隐涩难开，睡多眵泪。

蔓荆子二分　香白芷三分　柴胡　黄芪　炙甘草　当归身酒洗　防风各五分　升麻七分

上㕮咀，都作一服，水一盏半，煎至八分，去粗，稍热服，临卧，避风寒处睡。

吹云膏 治目中泪及迎风寒泣，羞明畏日，常欲闭目，喜在暗室，塞其户牖，翳膜岁久遮睛，此药多点神验。

细辛一分　升麻　蕤仁各三分　青皮　连翘　防风各四分　柴胡五分　生甘草　当归身各六分　荆芥穗一钱,微取浓汁　生地黄一钱五分　拣黄连三钱

上㕮咀，除连翘外，用澄清净水二碗，先熬余药至半碗，入连翘同熬，至一大盏许，去粗，入银石器内，文武火熬，滴入水成珠，不散为度，入炼去沫熟蜜少许，熬匀用之。

防风饮子 治倒睫拳毛。

细辛　蔓荆子各三分　葛根　防风各五分　当归身七分半　炙甘草　黄连　人参各一钱

上㕮如麻豆大，都作一服，水二盏，煎至一盏，食远服，避风寒。

拨云汤　戊申六月，徐总管患眼疾，于上眼皮下出黑白翳两个，隐涩难开，两目紧缩而无疼痛，两手寸脉细紧，按之洪大无力。知足太阳膀胱为命门相火煎熬，逆行作寒水翳及寒膜遮睛证，呵欠，善悲健忘，嚏喷眵泪，时自泪下，面赤而白，能食不大便，小便数而欠，气上而喘。

黄芪一分　细辛　生姜　葛根　川芎各五分　柴胡七分　荆芥穗　藁本　生甘草　升麻　当归身　知母各一钱　羌活　防风　黄柏各一钱五分

上㕮咀，如麻豆大，都作一服，水二盏，煎至一盏，去柤，热服，食后。

神效黄芪汤　治浑身麻木不仁，或头面、手足、肘背，或腿脚麻木不仁，并皆治之。如两目紧急缩小，及羞明畏日，隐涩难开，或视物无力，睛痛昏花，手不得近，或目少精光，或目中热如火，服五六次可効。

蔓荆子一钱　陈皮去白，五钱　人参八钱　炙甘草　白芍药各一两　黄芪二两

上㕮咀，每服五钱，水二盏，煎至一盏，去柤，临卧稍热服。

如小便淋涩，加泽泻五分，一服去则止。

如有大热证，每服加酒洗黄柏三分。

如麻木不仁，虽有热不用黄柏，止加黄芪一两，通用三两也。

如眼缩急，去芍药。忌酒、醋、面、大料物、葱韭蒜辛物。

如麻木甚者，加芍药一两，通用二两。

圆明内障升麻汤　一名冲和养胃汤　治内障眼，得之脾胃元气衰弱，心火与三焦俱盛，饮食不节，形体劳役，心不得休息，故上为此疾。

干姜一钱　五味子二钱　白茯苓三钱　防风五钱　白芍药六钱　柴胡七钱　人参　炙甘草　当归身酒洗　白术　升麻　葛根各一两　黄芪　羌活各一两五钱

上㕮咀，每服五七钱，水三大盏，煎至二大盏，入黄芩、黄连各二钱，同煎数沸，去柤，煎至一盏，热服，食远。

黄芩黄连汤

黄芩酒洗，炒　黄连酒洗，炒　草龙胆酒洗四次，炒四次　生地黄酒洗，各一两

上㕮咀，每服二钱，水二盏，煎至一盏，去柤，热服。

蔓荆子汤　治劳役饮食不节，内障眼病，此方如神効。

蔓荆子二钱五分　黄柏酒拌炒四遍　白芍药各三钱　炙甘草八钱　黄芪　人参各一两

上㕮咀，每服三钱或五钱，水二盏，煎至一盏，去粗，临卧温服。

归葵汤一名连翘饮子　治目中溜火，恶日与火，隐涩难开，小角紧，视物昏花，迎风有泪。

柴胡二分　生甘草　蔓荆子　连翘　生地黄　当归身　红葵花　人参各三分　黄芪　酒黄芩　防风　羌活各五分　升麻一钱

上㕮咀，每服五钱。水二盏，煎至一盏，去粗，食后温服。

救苦汤　治眼暴发赤肿，睑高苦疼不任者。

桔梗　连翘　红花　细辛各一分　当归身夏月减半　炙甘草各五分　苍术　草龙胆各七分　羌活太阳　升麻阳明　柴胡少阳　防风　藁本　黄连各一钱　川芎三钱

上㕮咀，每服一两。水二盏，煎至一盏，去粗，食后温服。

若苦疼则多用苦寒者兼治本经之药，再行加减，如睛昏，加知母、黄柏一倍。

熟干地黄丸　治血弱阴虚不能著心，致心火旺，阳火甚，瞳子散大，少阴为火，君主无为，不行其令，相火代之，兼心包络之脉出心系，分为三道，少阳相火之体无形，其用在其中矣。火盛则令母实，乙木肝旺是也。心之脉挟于目系，肝连目系，况手足少阳之脉同出耳中，至耳上角，斜起于目外眦，风热之盛，亦从此道而来，上攻头目，致偏头肿闷，瞳子散大，视物则花，此由血虚阴弱故也。法当养血、凉血、益血，收火之散大，除风之热则愈矣。

人参二钱　炙甘草　天门冬汤洗去心　地骨皮　五味子　枳壳炒　黄连各三钱　当归身酒洗，焙干　黄芩各五钱　生地黄酒洗，七钱五分　柴胡八钱　熟干地黄一两

上件同为细末，炼蜜为丸，如梧桐子大，每服一百丸，茶汤送下，食后，日进二服。

益阴肾气丸　此壮水之主，以镇阳光。

泽泻　茯苓各二钱五分　生地黄酒洗干　牡丹皮　山茱萸　当归梢酒洗　五味子　干山药　柴胡以上各五钱　熟地黄二两

上为细末，炼蜜为丸，如梧桐子大，硃砂为衣，每服五十丸，淡盐汤下，空心。

羌活退翳丸 治内障，右眼小眦青白翳，大眦微显白翳，脑痛，瞳子散大，上热恶热，大便秘涩，小便如常，遇天气暄热，头痛睛胀，可服此药。翳在大眦，加葛根、升麻；翳在小眦，加柴胡、羌活是也。

黑附子炮　寒水石各一钱　酒防己二钱　知母酒炒　牡丹皮　羌活　川芎各三钱　酒黄柏　生地黄酒洗，炒　丹参　茺蔚子　酒当归身　柴胡各五钱　熟地黄八钱　芍药一两三钱

上为细末，炼蜜为丸，如梧桐子大，每服五七十丸，白汤下，空心，宿食未消，待饥则服之，药后省语言，以食压之。

当归龙胆汤 治眼中白翳。

防风　石膏各一钱五分　柴胡　羌活　五味子　升麻各二钱　甘草　酒黄连　黄芪各三钱　酒黄芩炒　酒黄柏炒　当归身酒洗　草龙胆酒洗　芍药各五钱

上㕮咀，每服五钱，水二盏，煎至一盏，去粗，入酒少许，临卧热服，忌言语。

补阳汤 治阳不胜其阴，乃阴盛阳虚，则窍不通，令青白翳见于大眦，及足太阳、少阴经中郁遏，足厥阴肝经气不得上通于目，故青白翳内阻也。当于太阳、少阴经中，九原之下，以益肝中阳气，冲天上行，此乃先补其阳，后于足太阳、太阴标中标者，头也。泻足厥阴肝经火，下伏于阳中，乃次治也。《内经》云：阴盛阳虚，则当先补其阳，后泻其阴，此治法是也。每日清晨以腹中无宿食，服补阳汤，临卧服泻阴丸。若天色变经大寒大风，并劳役，预日饮食不调，精神不足，或气弱俱不可服。待体气和平，天气如常服之。先补其阳，使阳气上升，通于肝经之末，利空窍于目矣。

肉桂一钱，去皮　知母炒　当归身酒洗　生地黄酒炒　白茯苓　泽泻　陈皮各三钱　白芍药　防风以上各五钱　黄芪　人参　白术　羌活　独活　熟地黄　甘草各一两　柴胡二两

上㕮咀，每服五钱，水二盏，煎至一大盏，去粗，空心服之。

泻阴火丸一名连柏益阴丸

石决明三钱，炒存性　羌活　独活　甘草　当归梢　五味子　防风各五钱

草决明　细黄芩　黄连酒炒　黄柏　知母各一两

上为细末，炼蜜为丸，如绿豆大，每服五十丸至一百丸，茶清下。常多服补阳汤，少服此药，多则妨饮食。

升阳柴胡汤

肉桂五分　柴胡去苗，一钱五分　知母酒炒，如大者加作五钱　防风　白茯苓　泽泻　陈皮各一钱　生地黄酒炒　枳实酒炒微润　黄芪　人参　白术各五钱　甘草梢　当归身　羌活　熟地黄　独活　白芍药各一两

上㕮咀，每服五钱，水二盏，煎至一盏，去粗，稍热，食远服。

别合一料，炼蜜为丸，如梧桐子大，每服五十丸，茶清下，每日与前药各一服，食远，不可饱服。

如天气热，加五味子三钱，天门冬去心，芍药、枳实各五钱。

温卫汤　治鼻不闻香臭，目中流火，气寒血热，冷泪多，脐下冷，阴汗，足痿弱。

陈皮　青皮　黄连　木香各三分　人参　甘草炙　白芷　防风　黄柏　泽泻各五分　黄芪　苍术　升麻　知母　柴胡　羌活各一钱　当归身一钱五分

上都作一服，水二盏，煎至一盏，去粗，食远服之。

圆明膏　治劳心过度，饮食失节，乃生内障，及瞳子散大，此方收睛圆明。

诃子皮湿纸裹煨　甘草各二钱　当归身三钱　柴胡　生地黄　麻黄去节，捣开　黄连各五钱

上七味，先以水二碗，煎麻黄至一碗，掠去沫，外六味各㕮咀如豆大，筛去末，入在内同熬，滴水中不散为度，入熟蜜少许再熬，勤点眼。

暗药麻黄散　治内外障眼。

麻黄一两　当归身一钱

上二味同为粗末，炒黑色，入麝香、乳香少许，共为细末，含水鼻内嗜之。

疗本滋肾丸

黄柏酒炒　知母酒炒，以上各等分

上为细末，滴水为丸，如梧桐子大，每服一百丸至一百五十丸，空心，盐白汤下。

加味滋肾丸

肉桂三分　黄连一钱　姜黄一钱五分　苦参三钱　苦葶苈酒洗,炒　石膏觉肚冷勿用　黄柏酒炒　知母酒炒,各五钱

上为极细末,打薄面糊为丸,如梧桐子大,每服一百丸,空心服,白汤下,食压之。

退翳膏　治黑白翳。

蕤仁　升麻各三分　连翘　防风　青皮各四分　甘草　柴胡各五分　当归身六分　荆芥穗一钱,水半盏,别浸　生地黄一钱五分　黄连三钱

上用水一碗,入前药煎至半碗,去柤,更上火煎至半盏,入荆芥水两匙,入蜜少许,再上火熬匀点之。

龙胆饮子　治疳眼流脓主疳翳,湿热为病。

谷精草　川郁金　蛇蜕皮　炙甘草各五分　麻黄一钱五分　升麻二钱　青蛤粉　草龙胆　黄芩炒　羌活各三钱

上为细末,每服二钱,食后,温茶清调服之。

柴胡聪耳汤　治耳中干结,耳鸣耳聋。

连翘四钱　柴胡三钱　炙甘草　当归身　人参各一钱　水蛭五分,炒,别研　麝香少许,另研　虻虫三个,去翅足,炒,另研

上除三味别研外,生姜三片,水二大盏,煎至一盏,去柤,再下三味,上火煎一二沸,稍热服,食远。

羌活退翳汤　治太阳寒水翳膜遮睛,不能视物。

羌活一两五钱　防风一两　荆芥穗煎成药加之　薄荷叶　藁本各七钱　酒知母五钱　黄柏四钱　川芎　当归身各三钱　酒生地黄一钱　小椒五分　细辛少许　麻黄二钱,用根

上㕮咀,每服三钱,水二大盏,煎至一盏半,入荆芥穗煎至一盏,去柤,稍热服,食远,忌酒湿面等物。

还睛紫金丹　治目眶岁久赤烂,俗呼为赤瞎是也。当以三棱针刺目眶外①以泻湿热。如眼生倒睫拳毛,两目紧,盖内伏火热而攻阴气,法当去其热内火

---

① 三棱针刺目眶外:三棱针目眶外点刺放血。

邪,眼皮缓则毛立出,翳膜亦退,用手法攀出内睑向外,以针刺之出血①。

白沙蜜二十两　黄丹六两,水飞　南乳香　当归各三钱　乌鱼骨二钱　麝香一钱　白丁香直者五分　轻粉一字　甘石十两,烧七遍,碎,连水浸拌　拣连三两,小便浸,碎为末　硇砂小盏内放于瓶口上熏干

上将白沙蜜于沙石器内,慢火去沫,下甘石,次下丹,以柳枝搅,次下余药,以粘手为度。作丸如鸡头大,每用一丸,温水化开洗。

丽泽通气汤　治鼻不闻香臭。

黄芪四钱　苍术　羌活　独活　防风　升麻　葛根各三钱　炙甘草二钱　川椒　麻黄不去节,冬月加　白芷各一钱

上㕮咀,每服五钱,生姜三片,枣一枚,葱白三寸,同煎至一盏,去粗,温服,食远,忌一切冷物及风寒凉处坐卧行立。

温肺汤　治鼻不闻香臭,眼多眵泪。

丁香二分　防风　炙甘草　葛根　羌活各一钱　升麻　黄芪各二钱　麻黄不去节,四钱

上为粗末,水二盏,葱白三根,煎至一盏,去粗,食后服。

御寒汤　治寒气风邪伤于皮毛,令鼻壅塞,咳嗽上喘之证。

黄连　黄柏　羌活各二分　炙甘草　佛耳草　款冬花　白芷　防风各三分　升麻　人参　陈皮各五分　苍术七分　黄芪一钱

上㕮咀,都作一服,水二盏,煎至一盏,去粗,食后热服。

卷中　头痛门

头痛论

《金匮真言论》云:东风生于春,病在肝,俞在颈项,故春气者,病在头。又

---

① 用手法攀出内睑向外,以针刺之出血:眼睑内点刺出血。

诸阳会于头面，如足太阳膀胱之脉起于目内眦，上额交巅，上入络脑，还出别下项，病冲头痛；又足少阳胆之脉起于目锐眦，上抵头角，病则头角额痛。夫风从上受之，风寒伤上，邪从外入，客于经络，令人振寒头痛，身重恶寒，治在风池、风府，调其阴阳，不足则补，有余则泻，汗之则愈，此伤寒头痛也。头痛耳鸣，九窍不利者，肠胃之所生，乃气虚头痛也。心烦头痛者，病在膈中，过在手巨阳少阴，乃湿热头痛也。如气上不下，头痛癫疾者，下虚上实也，过在足少阴巨阳，甚则入肾，寒湿头痛也。如头半边痛者，先取手少阳阳明，后取足少阳阳明，此偏头痛也。有真头痛者，所犯大寒，内至骨髓，髓者，以脑为主，脑逆故令头痛，齿亦痛。凡头痛皆以风药治之者，总其大体而言之也。高巅之上，惟风可到，故味之薄者，阴中之阳，乃自地升天者也，然亦有三阴三阳之异。故太阳头痛，恶风脉浮紧，川芎、羌活、独活、麻黄之类为主；少阳经头痛，脉弦细，往来寒热，柴胡为主；阳明头痛，自汗，发热，恶寒，脉浮缓长实者，升麻、葛根、石膏、白芷为主；太阴头痛，必有痰，体重，或腹痛，为痰癖，其脉沉缓，苍术、半夏、南星为主；少阴经头痛，三阴、三阳经不流行，而足寒气逆，为寒厥，其脉沉细，麻黄、附子、细辛为主；厥阴头项痛，或吐痰沫厥冷，其脉浮缓，吴茱萸汤主之。血虚头痛，当归、川芎为主；气虚头痛，人参、黄芪为主；气血俱虚头痛，调中益气汤少加川芎、蔓荆子、细辛，其效如神。白术半夏天麻汤，治痰厥头痛药也；清空膏，乃风湿热头痛药也；羌活附子汤，治厥阴头痛药也。如湿气在头者，以苦吐之，不可执方而治。先师尝病头痛，发时两颊青黄，晕眩，目不欲开，懒言，身体沉重，兀兀欲吐。洁古曰此厥阴、太阴合病，名曰风痰，以《局方》玉壶丸治之，更灸侠溪穴即愈。是知方者体也，法者用也，徒执体而不知用者弊，体用不失，可谓上工矣。

清空膏 治偏正头痛年深不愈者，善疗风湿热头上壅损目，及脑痛不止。

川芎五钱　柴胡七钱　黄连炒　防风去芦　羌活各一两　炙甘草一两五钱　细挺子黄芩三两，去皮，剉，一半酒制，一半炒

上为细末，每服二钱匕，于盏内入茶少许，汤调如膏，抹在口内，少用白汤送下，临卧。

如苦头痛，每服加细辛二分。

如太阴脉缓有痰，名曰痰厥头痛，减羌活、防风、川芎、甘草，加半夏一两

五钱。

如偏正头痛,服之不愈,减羌活、防风、川芎一半,加柴胡一倍。

如发热恶热而渴,此阳明头痛,只与白虎汤加好吴白芷。

彻清汤

蔓荆子　细辛各一分　薄荷叶　川芎各三分　生甘草　熟甘草各五分　藁本一钱

上为细末,每服二钱,食后茶清调下。

川芎散　治头目不清利。

川芎三分　柴胡七分　羌活　防风　藁本　生甘草　升麻各一钱　熟甘草　酒生地黄各二钱　酒黄连炒　酒黄芩各四钱五分

上为细末,每服一钱或二三钱,食后茶清调下,忌酒湿面。

白芷散一名郁金散　治头痛。

郁金一钱　香白芷　石膏各二钱　薄荷叶　芒硝各三钱

上为极细末,口含水,鼻内嗜之。

碧云散　治头痛。

细辛　郁金　芒硝各一钱　蔓荆子　川芎各一钱二分　石膏一钱三分　青黛一钱五分　薄荷叶二钱　红豆一个

上为极细末,口噙水,鼻内嗜之。

羌活清空膏

蔓荆子一钱　黄连三钱　羌活　防风　甘草各四钱　黄芩一两

上为细末,每服一钱,茶清调下,食后临卧。

清上泻火汤　昔有人年少时气弱,常于气海、三里灸之,节次约五七十壮,至年老添热厥头痛,虽冬天大寒,犹喜寒风,其头痛则愈,微来暖处,或见烟火,其痛复作,五七年不愈,皆灸之过也。

荆芥穗　川芎各二分　蔓荆子　当归身　苍术各三分　酒黄连　生地黄　藁本　甘草各五分　升麻　防风各七分　酒黄柏　炙甘草　黄芪各一钱　酒黄芩　知母酒各一钱五分　羌活三钱　柴胡五钱　细辛少许　红花少许

上剉如麻豆大,分作二服,每服水二盏,煎至一盏,去粗,稍热服,食后。

补气汤　服前药之后服此药。

柴胡二分　升麻三分　黄芪八分　当归身二钱　炙甘草四钱　红花少许

上咬咀,作二服,水二盏,煎至一盏,去粗,稍热服,食后。

细辛散　治偏正头痛。

细辛　瓦粉各二分　生黄芩　芍药各五分　酒黄连　川芎各七分　炒黄芩　酒黄芩各一钱　炙甘草一钱五分　柴胡二钱

上为粗末,每服三钱,水一大盏半,煎至一盏,取清,食后服之。

羌活汤　治风热壅盛上攻,头目昏眩。

炙甘草七分　泽泻三钱　酒洗瓜蒌根　白茯苓　酒黄柏各五钱　柴胡七钱　防风　细黄芩酒洗　酒黄连　羌活各一两

上为粗末,每服五钱重,水二盏,煎至一盏,取清,食后临卧,通口热服之。

养神汤　治精神短,不得睡,项筋肿急难伸。禁甘温,宜苦味。

木香　橘皮　柴胡各一分　酒黄芩二分　人参　黄柏　白术　川芎各三分　升麻四分　苍术　麦蘖面　当归身　黄连各五分　甘草　半夏各七分　黄芪一钱

上咬咀,每服五钱,水二大盏,煎至一盏,去粗,稍热服,不拘时候。

安神汤　治头痛,头旋眼黑。

生甘草　炙甘草各二钱　防风二钱五分　柴胡　升麻　酒生地黄　酒知母各五钱　酒黄柏　羌活各一两　黄芪二两

上为粗末,每服五钱,水二大盏半,煎至一盏半,加蔓荆子五分,川芎三分,再煎至一盏,去粗,临卧热服。

半夏白术天麻汤　范天骒之内有脾胃证,时显烦躁,胸中不利,大便不通,而又为寒气怫郁,闷乱大作,火不伸故也。疑其有热,服疏风丸,大便行,其病不减。恐其药少,再服七八十丸,大便复见两行,原①证不瘥,增以吐逆,食不能停,痰唾稠粘,涌出不止,眼黑头旋,恶心烦闷,气短促上喘,无力以言,心神颠倒,目不敢开,如在风云中,头苦痛如裂,身重如山,四肢厥冷,不得安卧。余料前证是胃气已损,复下两次,则重虚其胃,而痰厥头痛作矣,与此药而治之。

黄柏二分,酒洗　干姜三分　泽泻　白茯苓　天麻　黄芪　人参　苍术各

---

① 原:原为"元",据文义改。

五分　炒神曲　白术各一钱　麦蘖面　半夏汤洗　橘皮各一钱五分

上㕮咀，每服五钱，水二大盏，煎至一盏，去粗，热服，食前一服而愈。此头痛苦甚，谓之足太阴痰厥头痛，非半夏不能疗。眼黑头旋，风虚内作，非天麻不能除。黄芪甘温泻火，补元气，实表虚，止自汗；人参甘温泻火，补中益气；二术俱苦甘温除湿，补中益气；泽泻、茯苓利小便导湿；橘皮苦温，益气调中升阳；神曲消食，荡胃中滞气；大麦面宽中助胃气；干姜辛热以涤中寒；黄柏大苦寒，酒洗，以疗冬天少火在泉发躁也。

口齿咽喉门

口齿论

论曰：夫齿者，肾之标，口者，脾之窍。诸经多有会于口者，其牙齿是手足阳明之所过。上龈隶于坤土，乃足阳明胃之脉贯络也，止而不动；下龈嚼物，动而不休，手阳明大肠之脉所贯络也。手阳明恶寒饮而喜热，足阳明喜寒饮而恶热，其病不一。牙者，肾之标，亦喜寒，寒者坚牢，为病不同，热甚则齿动龈龈袒脱，作痛不已，故所治疗不同也。有恶热而作痛者；有恶寒而作痛者；有恶寒恶热而作痛者；有恶寒饮少热饮多而作痛者；有恶热饮少寒饮多而作痛者；有牙齿动摇而作痛者；有齿龈肿起为痛者；有脾胃中有风邪，但觉风而作痛者；又有牙上多为虫所蚀，其齿缺少而色变，为虫牙痛者；有胃中气少，不能于寒，袒露其齿作痛者；有牙齿疼痛而秽臭之气不可近者。痛既不一，岂可一药而尽之哉！

羌活散　治客寒犯脑，风寒湿脑痛，项筋急，牙齿动摇，肉龈袒脱疼痛。

藁本　香白芷　桂枝各三分　苍术　升麻各五分　当归身六分　草豆蔻仁一个　羌活一钱五分　羊胫骨灰二钱　麻黄去根节　防风各三钱　柴胡五钱　细辛少许

上为细末，先用温水漱口净，擦之，其痛立止也。

草豆蔻散 治寒多热少,牙齿疼痛。

细辛叶 防风各二分 羊胫骨灰 熟地黄各五分 当归六分 草豆蔻仁 黄连各一钱三分 升麻二钱五分

上为细末,同前牙痛处擦之。

麻黄散 治冬寒时分,寒湿脑痛,项筋急,牙齿动摇疼痛。

防风 藁本各三分 羊胫骨灰 当归身 熟地黄各六分 草豆蔻仁 升麻 黄连各一钱 羌活一钱五分 麻黄不去节 草龙胆酒洗 生地黄各二钱 细辛少许

上为细末,依前药法擦之。

热牙散一名麝香散 治大热,牙齿瘴露根肉,龈脱血出,齿动欲落,疼痛妨食物忤凉,少热多。

熟地黄二分 益智仁二分半 当归身 生地黄 麻黄根 酒汉防己 人参各三分 升麻一钱 草豆蔻 黄连各一钱五分 羊胫骨灰二钱 麝香少许

上为细末,如前药擦之。

治虫散一名白芷散 治大寒犯脑,牙齿疼痛及虫痛,胃经湿热肿痛。

桂枝一分 熟地黄二分 藁本 白芷各三分 当归身 益智仁 黄连各四分 羌活五分 吴茱萸八分 草豆蔻 黄芪 升麻各一钱 羊胫骨灰二钱 麻黄不去节,二钱五分

上为细末,同前擦之。

益智木律散 治寒热牙痛。

木律二分 当归 黄连各四分 羊胫骨灰 益智皮 熟地黄各五分 草豆蔻皮一钱二分 升麻一钱五分

上为细末,用度如前擦之。如寒牙痛不用木律。

蝎梢散 治大寒风犯脑牙痛。

白芷 当归身 柴胡各二分 桂枝 升麻 防风 藁本 黄芪各三分 羌活五分 草豆蔻皮一钱 麻黄去节,一钱五分 羊胫骨灰二钱五分 蝎梢少许

上为细末,如前法用。

白牙散

白芷七分 升麻一钱 羊胫骨灰二钱 石膏一钱五分 麝香少许

上为细末，先用温水漱口，擦之妙。

刷牙散

麝香一分　生地黄　酒防己　熟地黄各二分　当归身　人参各三分　草豆蔻皮五分　升麻一钱　羊胫骨灰　黄连各二钱　白豆蔻　草豆蔻各三钱　没石子三个　五倍子一个

上为细末，如前法擦之妙。

独圣散　治一切牙痛风龋。

北地蒺藜不以多少，阴干

上为细末，每用刷牙，以热浆水漱牙，外粗末熬浆水刷牙，大有神效，不可具述。

当归龙胆散　治寒热停牙痛。

香白芷　当归梢　羊胫骨灰　生地黄各五分　麻黄　草豆蔻皮　草龙胆　升麻　黄连各一钱

上为细末，如前法擦之神效。

牢牙地黄散　治脑寒痛及牙痛。

藁本二分　生地黄　熟地黄　羌活　防己　人参各三分　当归身　益智仁各四分　香白芷　黄芪各五分　羊胫骨灰　吴茱萸　黄连　麻黄各一钱　草豆蔻皮一钱二分　升麻一钱五分

上为细末，如前法擦之。

细辛散　治寒邪、风邪犯脑，牙齿痛。

柴胡　防风　升麻　白芷各二分　桂枝二分半　麻黄去节　藁本　苍术各三分　当归身四分　草豆蔻五分　羊胫骨灰　羌活各一钱五分　细辛少许

上为细末，先漱后擦之佳。

立效散　治牙齿痛不可忍，及头脑项背痛，微恶寒饮，大恶热饮，其脉上中下三部阳虚阴盛，是五脏内盛，六腑阳道脉微小，小便滑数。

细辛二分　炙甘草三分　升麻七分　防风一钱　草龙胆酒洗，四钱

上㕮咀，都作一服，水一盏，煎至七分，去粗，以匙抄在口中，煤痛处，待少时则止。

如多恶热饮，更加草龙胆一钱。此法不定，随寒热多少临时加减。

若更恶风作痛,加草豆蔻、黄连各五分,勿加草龙胆。

牢牙散 治牙龈肉绽有根,牙疳肿痛,牙动摇欲落,牙齿不长,牙黄口臭。

羌活一两　草龙胆酒洗,一两五钱　羊胫骨灰二两　升麻一两

上为细末,以纱罗子罗骨灰,作微尘末和匀,卧时贴在牙龈上。

清胃散 治因服补胃热药,致使上下牙痛疼不可忍,牵引头脑,满面发热大痛。足阳明之别络入脑,喜寒恶热,乃是手阳明经中热盛而作也,其齿喜冷恶热。

当归身　择细黄连夏月倍之　生地黄酒制,各三分　牡丹皮五分　升麻一钱

上为细末,都作一服,水一盏半,煎至一盏,去粗,带冷服之。

神功散 治多食肉人口臭不可近,牙齿疳蚀,牙龈肉将脱,牙落,血不止。

兰香叶如无,藿香代之　当归身　藿香用叶　木香各一钱　升麻二钱　生地黄酒洗　生甘草各三钱　黄连去须择净,酒洗,秤　缩砂仁各五钱

上同为细末,汤浸蒸饼为丸,如绿豆大,每服一百丸,或加至二百丸止,白汤下,食远服。兼治血痢及血崩,及血下不止,血下褐色或紫色、黑色,及肠澼下血。空心服,米汤下。其脉洪大而缓者,及治麻木,厥气上冲,逆气上行,妄闻妄见者。

桔梗汤 治咽肿,微觉痛,声破。

当归身　马勃各一分　白僵蚕　黄芩各三分　麻黄五分,不去节　桔梗　甘草各一钱　桂枝少许

上为粗末,作一服,水二大盏,煎至一盏,去粗,稍热服之,食后。

又方 治口疮久不愈者。

黄柏不计多少,真者蜜涂其上,炙黄色

上为细末,干糁疮上,临卧,忌醋酱盐。

神验法 治口疮无问久新。

夜间将二丸勒紧,以左右手交揉三五十次,但遇睡觉行之,如此三五度。因湿而生者,一夜愈,久病诸般口疮,三二夜愈,如鼻流清涕者,勒之二丸,揉之数夜可愈。

《内经》云,膀胱移热于小肠,膈肠不便,上为口糜,易老五苓散与导赤散合而饮之。

呕吐门

丁香茱萸汤　治呕吐哕,胃虚寒所致。

黄柏三分　炙甘草　丁香　柴胡　橘皮各五分　升麻七分　吴茱萸　苍术　人参各一钱　当归身一钱五分　草豆蔻仁　黄芪各一钱

上为粗末,每服五钱,水二大盏,煎至一盏,去粗,稍热服,食前。

白术汤一名茯苓半夏汤　治胃气虚弱,身重有痰,恶心欲吐,是风邪羁绊于脾胃之间,当先实其脾胃。

炒神曲二钱　陈皮　天麻各三钱　白术　白茯苓　麦蘖面炒黄色　半夏各五钱

上㕮咀,每服五钱,水二盏,入生姜五片,同煎至一盏,去粗,稍热服之。

补肝汤一名柴胡半夏汤　治素有风证,不敢见风,眼涩,头痛,眼黑,胸中有痰,恶心,兀兀欲吐,遇风但觉皮肉紧,手足难举重物。如居暖室,少出微汗,其证乃减,再或遇风,病即复。

柴胡　升麻　藁本各五分　白茯苓七分　炒神曲　苍术各一钱　半夏二钱　生姜十片

上为粗末,都作一服,水二大盏,煎至一大盏,去粗,稍热服。

吴茱萸丸一名木香利膈丸　治寒在膈上,噎塞咽膈不通。

木香　青皮各二分　白僵蚕　姜黄　泽泻　柴胡各四分　当归身　炙甘草各六分　益智仁　人参　橘皮　升麻　黄芪各八分　半夏一钱　草豆蔻仁　吴茱萸仁各一钱二分　麦蘖面一钱五分

上为细末,汤浸蒸饼为丸,如绿豆大,每服二三十丸,温水送下,勿多饮汤,恐速下,细嚼亦。

衄血吐血门

麦门冬饮子　治吐血久不愈,以三棱针于气街①出血立愈。

---

① 气街:气冲。

黄芪一钱　麦门冬　当归身　生地黄　人参各五分　五味子十个

上为粗末，都作一服，水二盏，煎至一盏，去粗，热服，不拘时。

人参饮子　治脾胃虚弱，气促气弱，精神短少，衄血吐血。

麦门冬二分　人参去芦　当归身各三分　黄芪　白芍药　甘草各一钱　五味子五个

上为粗末，都作一服，用水二盏，煎至一盏，去粗，稍热服。

一贫者有前证，以前药投之愈，继而至冬天，居旷室中，卧大热炕，而吐血数次，再来求治。料此病久虚弱，附脐有形，而有火热在内，上气不足，阳气外虚，当补表之阳气，泻其里之虚热，是其法也。冬天居旷室，衣盖单薄，是重虚其阳，表有大寒，壅遏里热，火邪不得舒伸，故血出于口。忆仲景《伤寒论》中一证，太阳伤寒，当以麻黄汤发汗，而不与之，遂成衄，却与麻黄汤立愈。此法相同，予遂用之。

三黄补血汤　治六脉俱大，按之空虚，面赤善惊上热，乃手少阴心脉也，此气盛多而亡血。以甘寒镇坠之剂大泻其气，以坠气浮，以甘辛温微苦峻补其血。

牡丹皮　黄芪　升麻各一钱　当归　柴胡各一钱五分　熟地黄　川芎各二钱　生地黄三钱　白芍药五钱

上㕮咀，如麻豆大，每服五钱，水二大盏，煎至一大盏，去粗，稍热服，食前。

如两寸脉芤，血在上焦，或衄血，或呕血，与犀角地黄汤则愈。

救脉汤一名人参救肺散　治吐血。

甘草　苏木　陈皮各五分　升麻　柴胡　苍术各一钱　当归梢　熟地黄　白芍药　黄芪　人参各二钱

上为粗末，都作一服，水二大盏，煎至一盏，去粗，稍温，食前服。

麻黄桂枝汤

人参益上焦元气不足而实其表也　麦冬保肺气，各三分　桂枝以补表虚　当归身和血养血，各五分　麻黄去根节　甘草补其脾胃之虚　黄芪实表益卫　白芍药各一钱　五味子五个，安其脉气

上以水三盏，先煮麻黄一味令沸，去沫，至二盏，入余药同煎至一盏，去粗，

热服,临卧。只一服而愈,更不再作。

黄芪芍药汤 治鼻衄血多,面黄,眼涩多眵,手麻木。

葛根 羌活各五钱 白芍药 升麻各一两 炙甘草二两 黄芪三两

上㕮咀,每服五钱,水二盏,煎至一盏,食后。

六脉弦细而涩,按之空虚,其色必白而夭不泽者,脱血也。此大寒证,以辛温补血益血,以甘温、甘热、滑润之剂以佐之则愈。此亡血亦伤精气。

止衄血法 治鼻血久不止,素有热而暴作者,诸药无验。神法以大纸一张,作八折或十折,于水内湿,置顶中,以热熨斗熨至一重或二重纸干,立止。

腰痛门

川芎肉桂汤 丁未冬曹通甫自河南来,有役人小翟,露宿寒湿之地,腰痛不能转侧,两胁搐急作痛,已经月余不愈矣。《腰痛论》中说:皆为足太阳、足少阴血络中有凝血作痛,间有一二证属少阳胆经外络脉病,皆去血络之凝乃愈。其《内经》有云:冬三月,禁不得用针,只宜服药,通其经络,破其血络中败血,以此药主之。

酒汉防己 防风各三分 炒神曲 独活各五分 川芎 柴胡 肉桂 当归梢 炙甘草 苍术各一钱 羌活一钱五分 桃仁五个,去皮尖,研如泥

上㕮咀,都作一服,好酒三大盏,煎至一大盏,去粗,稍热,食远服。

独活汤 治因劳役,腰痛如折,沉重如山。

炙甘草二钱 羌活 防风 独活 大黄煨 泽泻 肉桂各三钱 当归梢 连翘各五钱 酒汉防己 酒黄柏各一两 桃仁三十个

上㕮咀,每服五钱,酒半盏,水一大盏半,煎至一盏,去粗,热服。

破血散疼汤 治乘马损伤,跌其脊骨,恶血流于胁下,其痛苦楚,不能转侧,妨于饮食。

羌活 防风 中桂各一钱 苏木一钱五分 连翘 当归梢 柴胡各二钱 水蛭三钱,炒去烟尽,另研 麝香少许,另研

上件分作二服,每服酒二大盏,水一大盏,除水蛭、麝香另研如泥,煎余药作一大盏,去粗,上火令稍热,调二味,空心服之,两服立愈。

地龙散　治腰脊痛，或打扑损伤，从高坠下，恶血在太阳经中，令人腰脊痛，或胫腨臂股中痛不可忍，鼻塞不通。

当归梢一分　中桂　地龙各四分　麻黄五分　苏木六分　独活　黄柏　甘草各一钱　羌活二钱　桃仁六个

上㕮咀，每服五钱，水二盏，煎至一盏，去柤，温服，食远。

苍术汤　治湿热腰腿疼痛。

防风风能胜湿　黄柏各一钱，始得之时，寒也，久不愈，寒化为热，除湿止痛　柴胡二钱，行经　苍术三钱，去湿止痛

上都作一服，水二大盏，煎至一盏，去柤，空心服。

麻黄复煎散　治阴室中汗出，懒语，四肢困倦无力，走注疼痛。乃下焦伏火而不得伸，浮而躁热汗出，一身尽痛，盖风湿相搏也。以升阳发汗渐渐发之，火郁及湿在经者，亦宜发汗，况正值季春之月，脉缓而迟，尤宜发汗，令风湿去而阳升，以此困倦乃退，气血俱得生旺也。

白术　人参　生地黄　柴胡　防风各五分　羌活　黄柏各一钱　麻黄去节微捣，不令作末，水五大盏，煎令沸，去沫，煎至二盏，入下项药再煎　黄芪各二钱　甘草三钱　杏仁三个，去皮

上㕮咀，都作一服，入麻黄汤煎至一盏，临卧服之，勿令食饱，取渐次有汗则劾。

缓筋汤一名羌活汤　治两目如火肿痛，两足及伏兔筋骨痛，膝少力，身重腰痛，夜恶寒，痰嗽，颈项皆急痛，目外眵，目丝急，食不下。

熟地黄二分　生甘草　柴胡　红花　炙甘草　苏木　独活各二分　藁本　升麻　黄芩　草豆蔻仁　酒黄柏　生地黄　当归身　麻黄各三分　羌活三钱　苍术五分

上为粗末，都作一服，水二大盏，煎至一盏，去柤，食远服之。

拈痛汤　治湿热为病，肩背沉重，肢节疼痛，胸膈不利。

白术五分　人参去芦　苦参酒炒　升麻去芦　葛根　苍术各二钱　防风去芦　知母酒洗　泽泻　黄芩炒　猪苓　当归身各三钱　炙甘草　黄芩酒洗　茵陈酒炒　羌活各五钱

上㕮咀，每服一两，水二大盏，煎至一盏，去柤，食远服。

苍术复煎散 治寒湿相合，脑右痛恶寒，项筋脊骨强，肩背胛眼痛，膝膑痛无力，行步沉重。

红花一分 黄柏三分 柴胡 藁本 泽泻 白术 升麻各五分 羌活一钱 苍术四两，水二碗，煎二盏，去柤入药

上㕮咀，先煎苍术汤二大盏，复煎前项药至一大盏，稍热，空心服，取微汗为效，忌酒湿面。

羌活苍术汤 治脚膝无力沉重。

炙甘草 黄柏 草豆蔻 生甘草 葛根各五分 橘皮六分 柴胡七分半 升麻 独活 缩砂仁 苍术各一钱 防风一钱五分 黄芪二钱 知母二钱五分 羌活三钱

上㕮咀，分作二服，水二大盏，煎至一盏，去柤，空心服。

妇人门

经闭不行有三论

《阴阳别论》云：二阳之病发心脾，有不得隐曲，女子不月，其传为风消，为息贲者，死不治。妇人脾胃久虚，或形羸，气血俱衰，而致经水断绝不行，或病中消胃热，善食渐瘦，津液不生。夫经者，血脉津液所化，津液既绝，为热所烁，肌肉消瘦，时见渴躁，血海枯竭，病名曰血枯经绝。宜泻胃之燥热，补益气血，经自行矣。此证或经适行而有子，子不安为胎病者有矣。或心包脉洪数躁作，时见大便秘涩，小便虽清不利，而经水闭绝不行，此乃血海干枯。宜调血脉，除包络中火邪，而经自行矣。《内经》所谓小肠移热于大肠，为癥瘕，为沉，脉涩不利，则月事沉滞而不利，故云为癥瘕，为沉也。或因劳心，心火上行，月事不来，安心和血泻火，经自行矣。故《内经》云：月事不来者，胞脉闭也。胞脉者，属心而络于胞中，令气上迫肺心，气不得下，故月事不来也。

经漏不止有二论

《阴阳别论》云：阴虚阳搏谓之崩。妇人脾胃虚损，致命门脉沉细而数疾，或沉弦而洪大有力，寸关脉亦然。皆由脾胃有亏，下陷于肾，与相火相合，湿热下迫，经漏不止，其色紫黑，如夏月腐肉之臭。中有白带者，脉必弦细，寒作于中，中有赤带者，其脉洪数疾，热明矣，必腰痛或脐下痛，临经欲行，先见寒热往来。两胁急缩，兼脾胃证出见，或四肢困热，心烦不得眠卧，心下急，宜大补脾胃而升举血气，可一服而愈。或人故贵脱势，人事疏少，或先富后贫，心气不足，其火大炽，旺于血脉之中，又致脾胃饮食失节，火乘其中，形质肌肉容颜似不病者，此心病者，不形于诊，故脾胃饮食不调，其证显矣。而经水不时而下，或适来适断，暴下不止，治当先说恶死之言劝谕，令拒死而心不动，以大补气血之药养脾胃，微加镇坠心火之药治其心，补阴泻阳，经自止矣。《痿论》云：悲哀太甚，则胞络绝也。阳气内动，发则心下崩，数溲血也。故本病曰大经空虚，发则肌痹，传为脉痿，此之谓也。

升阳除湿汤一名调经升麻除湿汤　治女子漏下恶血，月事不调，或暴崩不止，多下水浆之物。皆由饮食不节，或劳伤形体，或素有心气不足，因饮食劳倦，致令心火乘脾。其人必怠惰嗜卧，四肢不收，困倦乏力，无气以动，气短上气，逆急上冲，其脉缓而弦急，按之洪大，皆中指下，得之脾土受邪也。脾主滋荣周身者也，心主血，血主脉，二者受邪，病皆在脉。脉者，血之府也；脉者，人之神也。心不主令，包络代之，故曰心之脉主属心系，心系者，包络命门之脉也，主月事。因脾胃虚而心包乘之，故漏下，月事不调也。况脾胃为血气阴阳之根蒂也，当除湿去热，益风气上①伸，以胜其湿，又云火郁则发之。

当归酒洗　独活各五分　蔓荆子七分　防风　炙甘草　升麻　藁本各一钱　柴胡　羌活　苍术　黄芪各一钱五分

上㕮咀如麻豆大，勿令作末，都作一服，以洁净新汲水三大盏，煎至一大盏，

---

① 上：原为"土"，据上下文文义改。

去粗，空心热服。待少时以早饭压之，可一服而已。如灸足太阴脾经中血海穴二七壮，亦已。

此药乃从权之法，用风胜湿，为胃下陷而气迫于下，以救其血之暴崩也。并血恶之物住后，必须黄芪、人参、炙甘草、当归之类数服以补之，于补气升阳汤中加以和血药便是也。若经血恶物下之不绝，尤宜究其根源，治其本经，只益脾胃，退心火之亢，乃治其根蒂也。若遇夏月白带下，脱漏不止，宜用此汤，一服立止。

凉血地黄汤　治妇人血崩，是肾水阴虚，不能镇守包络相火，故血走而崩也。

黄芩　荆芥穗　蔓荆子各一钱　黄柏　知母　藁本　细辛　川芎各二分　黄连　羌活　柴胡　升麻　防风各二分　生地黄　当归各五分　甘草一钱　红花少许

上㕮咀，都作一服，水三大盏，煎至一盏，去粗，稍热，空心服之。

足太阴脾之经中血海二穴，在膝膑上内廉白肉际二寸中。治女子漏下恶血，月事不调，逆气腹胀，其脉缓者是也，灸三壮。

足少阴肾之经中阴谷二穴，在膝内辅骨后大筋下、小筋上，按之应手，屈膝取之。治膝如锥，不得屈伸，舌纵涎下，烦逆溺难，少腹急，引阴痛，股内廉痛，妇人漏血不止，腹胀满不得息，小便黄如蛊，女子如妊身，可灸二壮。

酒煮当归丸　治癫疝，白带下注，脚气，腰以下如在冰雪中，以火焙炕，重重厚绵衣盖其上，犹寒冷，不任寒之极也。面白如枯鱼之象，肌肉如刀割削瘦峻之速也。小便不止，与白带长流而不禁固，自不知觉。面白，目青蓝如菜色，目眕眕无所见，身重如山，行步欹侧，不能安地，腿膝枯细，大便难秘，口不能言，无力之极，食不下，心下痞烦，心懊憹不任其苦。面停垢，背恶寒，小便遗而不知。此上中下三阳真气俱虚欲竭，哕呕不止，胃虚之极也。脉沉厥紧而涩，按之空虚。若脉洪大而涩，按之无力，犹为中寒之证，况按之空虚者乎？按之不鼓，是为阴寒，乃气血俱虚之极也。

茴香五钱　黑附子炮制，去皮脐　良姜各七钱　当归一两

上四味剉如麻豆大，以上等好酒一升半，同煮至酒尽，焙干。

炙甘草　苦楝生用　丁香各五钱　木香　升麻各一钱　柴胡二钱　炒黄盐

全蝎各三钱　延胡索四钱

上与前四味药同为细末,酒煮面糊为丸,如梧桐子大,每服五七十丸,空心淡醋汤下,忌油腻冷物,酒湿面。

固真丸　治白带久下不止,脐腹冷痛,阴中亦然。目中溜火,视物眈眈然无所见。齿皆恶热饮痛,须得黄连细末擦之乃止。惟喜干食,大恶汤饮,此病皆寒湿乘其胞内,故喜干而恶湿。肝经阴火上溢走于标,故上壅而目中溜火。肾水侵肝而上溢,致目眈眈而无所见。齿恶热饮者,是阳明经中伏火也。治法当大泻寒湿,以丸药治之。故曰寒在下焦治宜缓,大忌汤散,以酒制白石脂、白龙骨以枯其湿,炮干姜大热辛泻寒水,以黄柏之大寒为因用,又为向导。故云古者虽有重罪,不绝人之后,又为之伏其所主,先其所因之意,又泻齿中恶热饮也。以柴胡为本经之使,以芍药五分导之。恐辛热之药大甚,损其肝经,故微泻之以当归身之辛温,大和其血脉,此用药之法备矣。

黄柏酒洗　白芍药各五分　柴胡　白石脂各一钱,火烧赤,水飞,细研,日干
白龙骨酒煮,日干,水飞为末　当归酒洗,各二钱　干姜四钱,炮

上件除龙骨、白石脂水飞研外,同为细末,水煮面糊为丸,如鸡头仁大,日干,空心,多用白沸汤下。无令胃中停滞,待少时以早饭压之,是不令热药犯胃。忌生冷硬物、酒湿面。

乌药汤　治妇人血海疼痛。

当归　甘草　木香各五钱　乌药一两　香附子二两,炒

上咬咀,每服五钱,水二大盏,去粗,温服,食前。

助阳汤　一名升阳燥湿汤　治白带下,阴户中痛,控心而急痛,身黄皮缓,身重如山,阴中如冰。

生黄芩　橘皮各五分　防风　高良姜　干姜　郁李仁　甘草各一钱　柴胡一钱三分　白葵花七朵

上剉如麻豆大,分作二服,每服水二大盏,煎至一盏,去粗,食前稍热服。

水府丹　治妇人久虚积冷,经候不行,癥瘕癖块,腹中暴痛,面有黑黯,鬵黑羸瘦。

硇砂纸隔沸汤淋熬取　红豆各五钱　桂心另为末　木香　干姜各一两　砂仁二两　经煅花蕊石研,一两五钱　斑蝥一百个,去头翅　生地黄汁　童子小便各一

升 腊月狗胆七枚 芫蜻三百个，去头足，糯米一升，炒米黄，去米不用

上九味为细末，同三汁熬为膏，和丸如鸡头大，硃砂为衣。每服一丸，温酒细嚼，食前服，米饮亦可，孕妇不可服。

丁香胶艾汤 治崩漏不止，盖心气不足，劳役及饮食不节所得。经隔少时，其脉二尺俱弦紧洪，按之无力，其证自觉脐下如冰，求厚衣被以御其寒，白带白滑之物多，间有如屋漏水下，时有鲜血，石尺脉时微洪也。

熟地黄 白芍药各三分 川芎 丁香各四分 阿胶六分 生艾叶一钱 当归一钱二分

上川芎为细末，当归酒洗剉，熟地黄、丁香为细末，艾亦剉，都作一服，水五大盏，先煎五味作一盏零二分，去柤，入胶再上火煎至一大盏，带热空心服之。

黄芪当归人参汤 丁未仲冬，郭大方来说，其妻经水暴崩不止，先曾损身失血，自后一次缩一十日而来，今次不止。其人心窄性急多惊，以予料之，必因心气不足，饮食不节得之，大方曰无。到彼诊得掌中寒，脉沉细而缓，间而沉数，九窍微有不利，四肢无力，上喘气短促，口鼻气皆不调，果有心气不足，脾胃虚弱之证。胃脘当心而痛，左胁下缩急有积，当脐有动气，腹中鸣，下气，大便难，虚证极多，不能尽录。拟先治其本，余证可以皆去。安心定志，镇坠其经，调和脾胃，大益元气，补其血脉，令养其神，以大热之剂去其冬寒凝在皮肤，少加生地黄去命门相火，不令四肢痿弱。

黄连一分 生地黄三分 炒神曲 橘皮 桂枝各五分 草豆蔻仁六分 黄芪 人参 麻黄不去节，各一钱 当归身一钱五分 杏仁五个，另研如泥

上㕮咀，作二服，水二大盏半，煎麻黄令沸，去柤，煎至二盏，入诸药同煎至一大盏。于巳午之间，食消尽服之，一服立止。其胃脘痛，乃胃上有客寒，与大热药草豆蔻丸一十五丸，白汤送下，其痛立止。再与肝之积药，除其积之根源而愈。

当归芍药汤 治妇人经脉漏下不止，其色鲜红，时值七月处暑之间，先因劳役脾胃虚弱，气短气逆，自汗不止，身热闷乱，恶见饮食，非惟不入，亦不思食，沉懒困倦，四肢无力，大便时泄。后再因心气不足，经脉再下不止，惟觉气下脱，其元气逆上全无，惟觉心腹中气下行，气短少，不能言，是无力以言，非懒

语也，此药主之。

柴胡二分　炙甘草　生地黄各三分　橘皮不去白　熟地黄各五分　黄芪一钱五分　苍术泔浸去皮　当归身　白芍药　白术各二钱

上十味㕮咀，如麻豆大，分作二服，水二盏半，煎至一盏，去粗，稍热，空心服之。

柴胡调经汤　治经水不止，鲜红，项筋急，脑痛，脊骨强痛。

炙甘草　当归身　葛根各三分　独活　藁本　升麻各五分　柴胡七分　羌活　苍术各一钱　红花少许

上剉如麻豆大，都作一服，水四大盏，煎至一盏，去粗，空心，稍热服，取微汗立止。

一妇人经候凝结，黑血成块，左厢有血瘕，水泄不止，谷有时不化，后血块暴下，并水俱作，是前后二阴有形血脱竭于下。既久经候犹不调，水泄日见三两行，食罢烦心，饮食减少，甚至瘦弱。东垣老人曰：夫圣人治病，必本四时升降浮沉之理，权变之宜，必先岁气，无伐天和，无盛无虚，遗人夭殃。无致邪，无失正，绝人长命。故仲景云：阳盛阴虚，下之则愈，汗之则死；阴盛阳虚，汗之即愈，下之即死。大抵圣人立法，且如升阳或发散之剂，是助春夏之阳气，令其上升，乃泻秋冬收藏殒杀寒凉之气，此病是也。当用此法治之，升降浮沉之至理也。天地之气以升降浮沉，乃从四时，如治病，不可逆之。故《经》云：顺天则昌，逆天则亡。可不畏哉！夫人之身亦有四时，天地之气不可止认在外，人亦体同天地也。今经漏不止，是前阴之气血已脱下矣。水泄又数年，是后阴之气血下陷以脱矣。后阴者，主有形之物也；前阴者，精气之户。下竭，是病人周身之血气常行秋冬之令，阴主杀，此等收藏之病是也。阳生阴长，春夏是也。在人之身，令气升浮者，谷气上行是也。既病人周身血气皆不生长谷气，又不胜其肌肉消少，是两仪之气俱将绝矣。既下元二阴俱脱，血气将竭，假令当是热证，令下焦久脱，化为寒矣。此病久沉久降，寒湿大胜，当急救之，泻寒以热，除湿以燥，大升大举，以助生长，补养气血，不致偏竭。圣人立治之法，既湿气大胜，以所胜治之，助甲风木上升是也。故《经》云：风胜湿，是以所胜平之也。当先调和胃气，次用白术之类，以燥其湿而滋元气。如其不止，后用风药以胜湿，此便是大举大升，以助春夏二湿之久陷下之至治也。

益胃升阳汤 血脱益气，古圣人之法也。先补胃气，以助生发之气，故曰阳生阴长。诸甘药为之先务，举世皆以为补，殊不知甘能生血，此阳生阴长之理也。故先理胃气，人之身内胃气为宝。

柴胡　升麻各五分　炙甘草　当归身酒洗　陈皮各一钱　人参去芦,有嗽去之　炒神曲各一钱五分　黄芪二钱　白术三钱　生黄芩少许

上㕮咀，每服二钱，水二大盏，煎至一盏，去柤，稍热服。

如腹中痛，每服加白芍药三分，中桂少许。如渴或口干，加葛根二分，不拘时候。

升阳举经汤 治经水不止，如右尺脉按之空虚，是气血俱脱，大寒之证。轻手其脉数疾，举指弦紧或涩，皆阳脱之证，阴火亦亡。见热证于口鼻眼或渴，此皆阴躁阳欲先去也。当温之、举之、升之、浮之、燥之，此法当大升浮血气，切补命门之下脱也。

肉桂去皮,盛夏勿用,秋冬用　白芍药　红花各五分　细辛六分　人参去芦　熟地黄　川芎各一钱　独活根　黑附子炮制,去皮脐　炙甘草各一钱五分　羌活　藁本去土　防风以上各二钱　白术　当归　黄芪各三钱　柴胡三钱　桃仁十个,汤浸,去皮尖,细研

上㕮咀，每服三钱，若病势顺，当渐加至五钱。每服水三盏，煎至一盏，空心热服。

半产误用寒凉之药论

妇人分娩，及半产漏下，昏冒不省，瞑目无所知觉，盖因血暴亡，有形血去，则心神无所养。心与包络者，君火、相火也，得血则安，亡血则危。火上炽，故令人昏冒。火胜其肺，瞑目不省人事，是阴血暴去，不能镇抚也。血已亏损，往往用滑石、甘草、石膏之类，乃辛甘大寒之药，能泻气中之热，是血亏泻气，乃阴亏泻阳，使二者俱伤，反为不足虚劳之病。昏迷不省者，上焦心肺之热也。此无形之热，用寒凉之药驱令下行，岂不知上焦之病，悉属于表，乃阴证也，汗之

则愈，今反下之，幸而不死，暴亏气血，生命岂能久活？又不知《内经》有说：病气不足，宜补不宜泻。但瞑目之病，悉属于阴，宜汗不宜下。又不知伤寒郁冒，得汗则愈，是禁用寒凉药也。分娩半产，本气不病，是暴去其血，亡血补血，又何疑焉？补其血则神昌，常时血下降亡，今当补而升举之。心得血而养，神不昏矣。血若暴下，是秋冬之令大旺，今举而升之，以助其阳，则目张神不昏迷矣。今立一方，补血养血，生血益阳，以补手足厥阴之不足也。

全生活血汤

红花三分　蔓荆子　细辛各五分　生地黄夏月多加之　熟地黄各一钱　藁本　川芎各一钱五分　防风诸阳既陷，何以知之？血下脱故也　羌活　独活　炙甘草　柴胡去苗　当归身酒洗　葛根各二钱　白芍药　升麻各三钱

上㕮咀，每服五钱，水二盏，煎至一盏，去粗，食前稍热服。

当归附子汤　治脐下冷痛，赤白带下。

当归二分　炒盐三分　蝎梢　升麻各五分　甘草六分　柴胡七分　黄柏少许，为引用　附子一钱　干姜　良姜各一钱

上为粗末，每服五钱，水五盏，煎至一盏，去粗，稍热服。或为细末，酒面糊为丸亦可。

调经补真汤　冬后一月，微有地泥冰泮，其白带再来，阴户中寒，一服立止。

独活　干姜炮　藁本　防风　苍术各二分　麻黄不去节　炙甘草　人参去芦　当归身　白术　生黄芩　升麻各五分　黄芪七分　良姜　泽泻　羌活各一钱　柴胡四钱　杏仁二个　桂枝少许　白葵花七朵，去萼

上㕮咀，除黄芩、麻黄各另外，都作一服，先以水三大盏半，煎麻黄一味令沸，掠去沫，入余药，同煎至一盏零七分，再入生黄芩，煎至一盏，空心服之，候一时许，可食早饭。

坐药龙盐膏

茴香三分　枯矾五分　良姜　当归梢　酒防己　木通各一钱　丁香　木香　川乌炮，各一钱五分　龙骨　炒盐　红豆　肉桂各二钱　厚朴三钱　延胡索五钱　全蝎五个

上为细末，炼蜜为丸，如弹子大，绵裹留系在外，内丸药阴户内，日易之。

胜阴丹 为上药力小，再取三钱，内加行性热药项下。

柴胡　羌活　枯白矾　甘松　升麻各二分　川乌头　大椒　三奈子各五分　蒜七分　破故纸八分，与蒜同煮，焙干，秤　全蝎三个　麝香少许

上为细末，依前法用。

回阳丹

羌活　全蝎　升麻根　甘松各二分　草乌头　水蛭炒，各三分　大椒　三奈子　荜茇　枯矾各五分　柴胡　川乌各七分　炒黄盐为必用之药，去之则不效　破故纸　蒜以上各一钱　虻虫三个，去翅足炒

上为极细末，依前制用，脐下觉暖为效。

柴胡丁香汤 治妇人年三十岁，临经先腰脐痛甚，则腹中亦痛，经缩三两日。

生地黄二分　丁香四分　当归身　防风　羌活各一钱　柴胡一钱五分　全蝎一个

上件都作一服，水二盏，煎至一盏，去粗，食前稍热服。

延胡苦楝汤 治脐下冷撮痛，阴冷大寒，白带下。

黄柏一分，为引用　延胡索　苦楝子各二分　附子炮　肉桂各三分　炙甘草五分　熟地黄一钱

上都作一服，水二大盏，煎至一盏，食前服。

桂附汤 治白带腥臭，多悲不乐，大寒。

黄柏为引用　知母各五分　肉桂一钱　附子三钱

上㕮咀，都作一服，水二盏，煎至一盏，去粗，食远热服。

如少食常饱，有时似腹胀夯闷，加白芍药五分。

如不思饮食，加五味子二十个。

如烦恼，面上如虫行，乃胃中元气极虚，加黄芪一钱五分，人参七分，炙甘草、升麻各五分。

人参补气汤 治四肢懒倦，自汗无力。

丁香末二分　生甘草梢　炙甘草各三分　生地黄　白芍药各五分　熟地黄六分　人参　防风　羌活　黄柏　知母　当归身　升麻各七分　柴胡一钱　黄芪一钱五分　全蝎一个　五味子二十个

上剉如麻豆大，都作一服，水二盏，煎至一盏，去柤，空心稍热服。

黄芪白术汤　治妇人四肢沉重，自汗，上至头际颈而还，恶风，头痛，躁热。

细辛三分　吴茱萸　川芎各五分　柴胡　升麻以上各一钱　当归身一钱五分　黄柏酒洗　炙甘草　羌活各二钱　五味子三钱　白术　人参各五钱　黄芪一两

上㕮咀，每服五钱，水二大盏，生姜五片，煎至一盏，去柤，食前热服。

如腹中痛不快，加炙甘草一钱。汗出不止，加黄柏一钱。

白术茯苓汤　治胃气弱，身重有痰，恶心欲吐。是风邪羁绊于脾胃之间，当先实其脾胃。

白术　白茯苓　半夏各一两　炒曲二钱　麦蘖面五分，炒

上㕮咀，每服五钱，水二大盏，入生姜五片，煎至一盏，去柤，不拘时服。

增味四物汤　治妇人血积。

当归　川芎　芍药　熟地黄　京三棱　干漆炒燥烟尽　肉桂去皮　广茂各等分

上为粗末，每服五钱，水二大盏，煎至一盏，去柤，食前稍热服。

补经固真汤　白文举正室，白带常漏久矣，诸药不效。诊得心包尺脉微，其白带下流不止。叔和云：崩中日久，为白带漏下，多时血水枯，言崩中者，始病血崩，久则血少，复亡其阳。故白滑之物下流不止，是本经血海将枯，津液复亡，枯干不能滋养筋骨。以本经行经药为引用、为使；以大辛甘油腻之药润其枯燥，而滋益津液；以大辛热之气味药补其阳道，生其血脉；以苦寒之药泄其肺而救上；热伤气，以人参补之，以微苦温之药为佐而益元气。

白葵花去萼,研烂,四分　甘草炙　郁李仁去皮尖,研泥　柴胡各一钱　干姜细末　人参各二钱　生黄芩细研,一钱　陈皮留皮,五分

上件除黄芩外，以水三盏，煎至一盏七分，再入黄芩同煎至一盏，去柤，空心热服，少时以早饭压之。

温卫补血汤　治耳鸣，鼻不闻香臭，口不知谷味，气不快，四肢困倦，行步欹侧，发脱落，食不下，膝冷，阴汗，带下，喉中吟吟，不得卧，口舌嗌干，太息，头不可以回顾，项筋紧，脊强痛，头旋眼黑，头痛欠嚏。

生地黄　白术　藿香　黄柏各一分　牡丹皮　苍术　王瓜根　橘皮　吴茱萸各二分　当归身二分半　柴胡　人参　熟甘草　地骨皮各三分　升麻四分　生甘草五分　黄芪一钱二分　丁香一个　桃仁三个　葵花七朵

上㕮咀，作一服，用水二大盏，煎至一盏，去柤，食前热服。

立效散　治妇人血崩不止。

当归　莲花心　白绵子　红花　茅花各一两

上到如豆大，白纸裹定，泥固，炭火烧灰存性，为细末。

如干血气，研血竭为引，好温酒调服，加轻粉一钱。

如血崩不止，加麝香为引，好温酒调服。

四圣散　治妇人赤白带下。

川乌炮制　生白矾各一钱　红娘子三个　斑蝥十个

炼蜜为丸，如皂子大，绵裹坐之。

温经除湿汤　十月霜冷后，四肢无力，乃痿厥，湿热在下焦也。醋心者，是浊气不下降，欲为满也。合眼麻木作者，阳道不行也。恶风寒者，上焦之分，皮肤中气不行也。开目不麻者，目开助阳道，故阴寒之气少退也。头旋眩晕者，风气下陷于血分，不得伸越而作也，近火则有之。

黄连一分　柴胡　草豆蔻　神曲炒　木香各二分　麻黄不去节　独活当归身　黄柏各一分　升麻五分　羌活七分　炙甘草　人参　白术　猪苓　泽泻各一钱　黄芪　橘皮　苍术各二钱　白芍药三钱

上到如麻豆大，分作二服，水二盏，煎至一盏，食远服。治肢节沉重、疼痛、无力之胜药也。

补气升阳和中汤　李正臣夫人病，诊得六脉俱中得，弦洪缓相合，按之无力。弦在上，是风热下陷入阴中，阳道不行，其证闭目则浑身麻木，昼减而夜甚，觉而开目，则麻木渐退，久则绝止，常开其目，此证不作，惧其麻木，不敢合眼，致不得眠。身体皆重，时有痰嗽，觉胸中常似有痰而不利，时烦躁，气短促而喘，肌肤充盛，饮食不减，大小便如常，惟畏其麻木，不敢合眼为最苦。观其色脉形病相应而不逆，《内经》曰：阳盛瞋目而动，轻；阴病闭目而静，重。又云：诸脉皆属于目。《灵枢经》云：开目则阳道行，阳气遍布周身；闭目则阳道闭而不行，如昼夜之分。知其阳衰而阴旺也。且麻木为风，三尺之童，皆以为然，细校之则有区别耳。久坐而起，亦有麻木，为如绳缚之久，释之觉麻作而不敢动，良久则自已。以此验之，非有风邪，乃气不行。主治之，当补其肺中之气，则麻木自去矣。如经脉中阴火乘其阳分，火动于中为麻木也，当兼去其阴火则愈矣。时痰嗽者，秋凉在外、在上而作也，当以温剂实其皮毛。身重脉缓者，湿气伏匿而作也，时见躁作，当升阳助气益血，微泻阴火与湿，通行经脉，调其阴阳则已矣。非五脏六腑之本有邪也，此药主之。

生甘草去肾热　酒黄柏泻火除湿　白茯苓除湿导火　泽泻除湿导火　升麻行阳助经　柴胡各一钱　苍术除湿补中　草豆蔻仁益阳退外寒，各一钱五分　橘皮　当归身　白术各二钱　白芍药　人参以上各三钱　佛耳草　炙甘草各四钱　黄芪五钱

上㕮咀，每服五钱，水二盏，煎至一盏，去柤，食远服之。

麻黄桂枝升麻汤　治妇人先患浑身麻木，睡觉则少减，开目则已而痊愈。又证已痊，又因心中烦恼，遍身骨节疼，身体沉重，饮食减少，腹中气不运转。

木香　生姜各一分　桂枝　半夏　陈皮　草豆蔻仁　厚朴　黑附子　黄柏各二分　炙甘草　升麻　白术　茯苓　泽泻各三分　黄芪　麻黄不去节　人参各五分

上都作一服，水二盏，煎至一盏，去柤，食远服之。

卷下　大便结燥门

大便结燥论

《金匮真言论》云：北方黑色，入通肾，开窍于二阴，藏精于肾。又云：肾主大便。大便难者，取足少阴。夫肾主五液，津液盛则大便如常。若饥饱失节，劳役过度，损伤胃气，及食辛热味厚之物，而助火邪，伏于血中，耗散真阴，

津液亏少,故大便结燥。然结燥之病不一,有热燥,有风燥,有阳结,有阴结,又有年老气虚津液不足而结燥者。治法云:肾恶燥,急食辛以润之。结者散之。如少阴不得大便,以辛润之;太阴不得大便,以苦泄之。阳结者,散之;阴结者,温之。仲景云:小便利而大便硬,不可攻下,以脾约丸润之。食伤太阴,腹满而食不化,腹响然不能大便者,以苦药泄之。如血燥而不能大便者,以桃仁、酒制大黄通之。风结燥而大便不行者,以麻子仁加大黄利之。如气涩而大便不通者,以郁李仁、枳实、皂角仁润之。大抵治病必究其源,不可一概用巴豆、牵牛之类下之,损其津液,燥结愈甚,复下复结,极则以至导引于下而不通,遂成不救。噫!可不慎哉!

通幽汤 治大便难,幽门不通,上冲吸门不开,噎塞不便,燥秘,气不得下。治在幽门,以辛润之。

炙甘草 红花各一分 生地黄 熟地黄各五分 升麻 桃仁泥 当归身各一钱

上都作一服,水二大盏,煎至一盏,去柤,调槟榔细末五分,稍热,食前服之。

润燥汤

升麻 生地黄各二钱 熟地黄 当归梢 生甘草 大黄煨 桃仁泥 麻仁各一钱 红花五分

上除桃仁、麻仁另研如泥外,剉如麻豆大,都作一服,水二盏,入桃仁、麻仁泥,煎至一盏,去柤,空心,稍热服。

润肠丸 治脾胃中伏火,大便秘涩,或干燥闭塞不通,全不思食,乃风结血秘,皆令闭塞也。以润燥和血疏风,自然通利矣。

桃仁汤浸,去皮尖 麻仁各一两 当归梢 大黄煨 羌活各一两

上除桃仁、麻仁另研如泥外,捣为极细末,炼蜜为丸,如梧桐子大,每服三五十丸,空心,白汤下。

如病人不大便,为大便不通而涩,其邪盛者,急加酒洗大黄以利之。

如血燥而大便燥干者,加桃仁、酒洗大黄。

如血燥而大便不行者,加麻仁、大黄。

如风湿而大便不行,加煨皂角仁、大黄、秦艽以利之。

如脉涩，觉身痒气涩而大便不通者，加郁李仁、大黄以除气燥。

如寒阴之病，为寒结闭而大便不通者，以《局方》中半硫丸，或加煎附子、干姜汤冰冷与之。其病虽阴寒之证，当服阳药补之。若大便不通者，亦当十服中与一服药，微通其大便，不令结闭，乃治之大法。

若病人虽是阴证，或者阴寒之证，其病显燥，脉实坚，亦宜于阳药中少加苦寒之药，以去热燥，燥止勿加。

如阴燥欲坐井中者，其二肾脉按之必虚，或沉细而迟，此易为辨耳，知有客邪之病，亦当从权加药以去之。

麻黄白术汤 治大便不通，五日一遍，小便黄赤，浑身肿，面上及腹尤甚，色黄，麻木，身重如山，沉困无力，四肢痿软，不能举动，喘促，唾清水，吐哕，痰唾白沫如胶。时躁热发，欲去衣，须臾而过振寒，项额有时如冰，额寒尤甚。头旋眼黑，目中溜火。冷泪，鼻不闻香臭，少腹急痛，当脐有动气，按之坚硬而痛。

青皮去腐　酒黄连各一分　酒黄柏　橘红　甘草炙一半　升麻各二分　黄芪　人参　桂枝　白术　厚朴　柴胡　苍术　猪苓各三分　吴茱萸　白茯苓　泽泻各四分　白豆蔻　炒曲各五分　麻黄不去节，五钱　杏仁四个

上㕮咀，分作二服，水二大盏半，先煎麻黄令沸，去沫，再入诸药，同煎至一盏，去柤，稍热，食远服。

此证宿有风湿热伏于荣血之中，其木火乘于阳道为上盛，元气短少，上喘，为阴火伤其气，四肢痿，在肾水之间，乃所胜之病。今正遇冬寒，得时乘其肝木，又实其母，肺金克火凌木，是大胜必有大复。其证善恐，欠，多嚏，鼻中如有物，不闻香臭，目视䀮䀮，多悲，健忘，少腹急痛，通身黄，腹大胀，面目肿尤甚，食不下，痰唾涕有血，目眦疡，大便不通，并宜此药治之。

升阳汤 一名升阳泻湿汤　治膈咽不通，逆气里急，大便不行。

青皮　槐子各二分　生地黄　熟地黄　黄柏各三分　当归身　甘草梢各一钱　苍术五分　升麻七分　黄芪一钱[①]　桃仁十个，另研

上㕮咀，如麻豆大，都作一服，入桃仁泥，水二大盏，煎至一盏，去柤，稍热，

---

① 苍术……黄芪一钱：原缺，据《东垣十书十种》本补。

食前服。

活血润燥丸　治大便风秘、血秘，常常燥结。

当归梢一钱　防风三钱　大黄湿纸裹煨　羌活各一两　皂角仁烧存性,去皮,一两五钱,其性得湿则滑,湿滑则燥结自除　桃仁二两,研如泥　麻仁二两五钱,研如泥

上除麻仁、桃仁另研如泥外，为极细末，炼蜜为丸，如梧桐子大，每服五十丸，白汤下。三两服后，须以苏麻子粥，每日早晚食之，大便日久不能结燥也。以瓷器盛之，纸封无令见风。

润肠汤　治大肠结燥不通。

生地黄　生甘草各一钱　大黄煨　熟地黄　当归梢　升麻　桃仁　麻仁各一钱　红花三分

上㕮咀，水二盏，煎至一盏，去粗，食远温服。

小便淋闭门

小便淋闭论

《难经》云：病有关有格，关则不得小便。又云：关无出之谓，皆邪热为病也。分在气在血而治之，以渴与不渴而辨之。如渴而小便不利者，是热在上焦肺之分，故渴而小便不利也。夫小便者，是足太阳膀胱经所主也，长生于申，申者，西方金也，肺合生水，若肺中有热，不能生水，是绝其水之源。《经》云：虚则补其母。宜清肺而滋其化源也，故当从肺之分，助其秋令，水自生焉。又如雨、如露、如霜，皆从天而降下也，乃阳明之阴，明秋气自天而降下也。且药有气之薄者，乃阳中之阴，是感秋清肃杀之气而生，可以补肺之不足，淡味渗泄之药是也，茯苓、泽泻、琥珀、灯心、通草、车前子、木通、瞿麦、萹蓄之类，以清肺之气，泄其火，资水之上源也。如不渴而小便不通者，热在下焦血分，故不渴而大燥，小便不通也。热闭于下焦者，肾也，

膀胱也，乃阴中之阴，阴受热邪，闭塞其流。易上老云：寒在胸中，遏绝不入，热在下焦，填塞不便，须用感北方寒水之化，气味俱阴之药，以除其热，泄其闭塞。《内经》云：无阳则阴无以生，无阴则阳无以化。若服淡渗之药，其性乃阳中之阴，非纯阳之剂，阳无以化，何能补重阴之不足也？须用感地之水运而生太苦之味，感天之寒药而生大寒之气，此气味俱阴，乃阴中之阴也。大寒之气，人禀之生膀胱；寒水之运，人感之生肾。此药能补肾与膀胱，受阳中之阳，热火之邪，而闭其下焦，使小便不通也。夫用大苦寒之药，治法当寒因热用。又云：必伏其所主，而先其所因。其始则气同，其终则气异也。

通关丸 一名滋肾丸　治不渴而小便闭，热在下焦血分也。

黄柏去皮，剉，酒洗，焙　知母剉，酒洗，焙干，各一两　肉桂五分

上为细末，熟水为丸，如梧桐子大，每服一百丸，空心，白汤下，顿两足，令药易下行故也。如小便利，前阴中如刀刺痛，当有恶物下为验。

清肺饮子　治渴而小便闭涩不利，邪热在上焦气分。

灯心一分　通草二分　泽泻　瞿麦　琥珀各五分　萹蓄　木通各七分　车前子炒，一钱　茯苓去皮，二钱　猪苓去皮，三钱

上为粗末，每服五钱，水一盏半，煎至一盏，稍热，食远服。或《局方》八正散、五苓散，亦宜服之。

导气除燥汤　治小便闭塞不通，乃血涩致气不通而窍涩也。

茯苓去皮　滑石炒黄，各二钱　知母细剉，酒洗　泽泻各三钱　黄柏去皮，酒洗，四钱

上咬咀，每服五钱，水三盏，煎至一盏，去粗，稍热，空心服。如急闭，不拘时服。

肾疸汤　治肾疸，目黄，甚至浑身黄，小便赤涩。

羌活　防风　藁本　独活　柴胡以上各五分　升麻五钱

以上治肾疸，目黄，浑身黄。

白茯苓二分　泽泻三分　猪苓四分　白术五分　苍术三钱

以上治小便赤涩。

黄柏二分　人参三分　葛根五分　神曲六分　甘草三钱

上锉如大豆大,分作二服,水三盏,煎至一盏,去柤,稍热,食前服。

痔漏门

痔漏论

《内经》曰:因而饱食,筋脉横解,肠澼为痔。夫大肠,庚也,主津,本性燥,清肃杀之气,本位主收,其所司行津,以从足阳明,旺则生化万物者也。足阳明为中州之土,若阳衰亦殒杀万物。故曰万物生于土而归于土者是也。以手阳明大肠司其化焉,既在西方本位,为之害蛰,司杀之府。因饱食行房忍泄,前阴之气归于大肠,木乘火势而侮燥金,故火就燥也,大便必闭。其疾甚者,当以苦寒泻火,以辛温和血润燥,疏风止痛,是其治也。以秦艽、当归梢和血润燥;以桃仁润血;以皂角仁除风燥;以地榆破血;以枳实之苦寒补肾,以下泄胃实;以泽泻之淡渗,使气归于前阴,以补清燥受胃之湿邪也;白术之苦甘,以苦补燥气之不足,其甘味以泻火而益元气也。故曰:甘寒泄火,乃假枳实之寒也。古人用药,为下焦如渎。又曰:在下者引而竭之,多为大便秘涩,以大黄推去之,其津血益不足,以当归和血,及油润之剂,大便自然软利矣。宜作锉汤以与之,是下焦有热,以急治之之法也。以地榆酸苦而坏胃,故宿食消尽,空心作丸服之。

秦艽白术丸　治痔疾,并痔漏有脓血,大便燥硬而作疼痛,不可忍。

秦艽去芦　桃仁汤浸,去皮尖　皂角仁烧存性,各一两　当归梢酒浸　泽泻　枳实麸炒黄　白术以上各五钱　地榆三钱

上为细末,和桃仁泥研匀,煎熟汤打麦糊为丸,如鸡头仁大,令药光滑,焙干。每服五七十丸,白汤下,空心服,待少时以美膳压之。忌生冷硬物、冷水冷菜之类,并湿面酒及辣辛热大料物之类,犯之则药无验也。

秦艽苍术汤　治痔疾若破,谓之痔漏,大便秘涩,必作大痛。此由风热乘食饱不通,气逼大肠而作也。受病者,燥气也,为病者,胃湿也。胃刑大肠,则

化燥火，以乘燥热之实，胜风附热而来，是湿热风燥四气而合，故大肠头成块者，湿也，作大痛者，风也。若大便燥结者，主病兼受火邪，热结不通也。去此四者，其西方肺主诸气，其体收下，亦助病为邪，须当破气药兼之，治法全矣。以剉汤与之，其效如神。

秦艽去芦　桃仁汤浸，去皮，另研　皂角仁烧存性，另研，各一钱　苍术制　防风各七分　黄柏去皮，酒浸，五分　当归梢酒洗　泽泻各三分　梭身　槟榔一分，另研　大黄少许，虽大便过涩亦不可多用

上除槟榔、桃仁、皂角仁三味外，余药㕮咀如麻豆大，都作一服，水三盏，煎至一盏二分，去柤，入槟榔等三味末，再上火煎至一盏，空心热服。待少时以美膳压之，不犯胃气也。服药日忌生冷硬物及酒湿面、大料物、干姜之类，犯之则其药无效。

如有白脓，加白葵花头五朵，去蒂心，青皮半钱，不去白，入正药中同煎。木香三分，为细末，同槟榔等三味依前煎服饵。古人治此疾多以岁月除之，此药一服则愈。

七圣丸　治大肠疼痛不可忍。叔和云：积气生于脾脏旁，大肠疼痛阵难当，渐交稍泻三焦火，莫谩多方立纪纲。

羌活一两　郁李仁汤浸，去皮另研，一两五钱　大黄八钱，煨　槟榔　桂去皮　木香　川芎各五钱

上除郁李仁另研入外，共为细末，炼蜜为丸，如梧桐子大。每服三五十丸，白汤下，食前，取大便微利，一服而愈。切禁不得多利大便，其痛滋甚。

秦艽防风汤　治痔漏，每日大便时发疼痛。如无疼痛者，非痔漏也。此药主之。

秦艽　防风　当归身　白术各一钱五分　炙甘草　泽泻各六分　黄柏五分　大黄煨　橘皮各三分　柴胡　升麻各二分　桃仁三十个　红花少许

上剉如麻豆大，都作一服，水三盏，煎至一盏，去柤，稍热，空心服之。避风寒，忌房事、酒湿面、大辛热物。

秦艽羌活汤　治痔漏成块下垂，不任其痒。

羌活一钱二分　秦艽　黄芪各一钱　防风七分　升麻　炙甘草　麻黄　柴胡各五分　藁本三分　细辛少许　红花少许

上㕮咀如麻豆大,都作一服,水二盏,煎至一盏,去粗,空心服之。忌风寒处大小便。

当归郁李仁汤 治痔漏大便硬,努出大肠头,下血,苦痛不能忍。

郁李仁 皂角仁各一钱 枳实七分 秦艽 麻仁 当归梢 生地黄 苍术各五分 大黄煨 泽泻各三分

上㕮咀如麻豆大,除皂角仁别为末,水三盏,煎至一盏,去粗。入皂角仁末调,空心食前服之,忌如前。

红花桃仁汤 治痔漏经年,因而饱食,筋脉横解,肠澼为痔,治法当补北方,泻中央。

黄柏一钱五分 地黄一钱 泽泻八分 苍术六分 当归梢 汉防己 防风梢 猪苓各五分 麻黄二分 红花半分 桃仁十个

上㕮咀如麻豆大,水三盏,煎至一盏,去粗。稍热,食前服之,忌如前。

秦艽当归汤 治痔漏,大便结燥疼痛。

大黄煨,四钱 秦艽 枳实各一钱 泽泻 当归梢 皂角仁各五分 红花少许 桃仁二十个

上都作一服,水三盏,煎至一盏,去粗,食前热服,忌如前。

阴痿阴汗门

阴痿阴汗及臊臭论

一富者前阴臊臭,又因连日饮酒,腹中不和,求先师治之。曰:夫前阴者,厥阴肝之脉络循阴器,出其挺末。凡臭者,心之所主,散入五方为五臭,如肝为臊,此共一也。当于肝经中泻行间,是治其本,后于心经中泻少冲,乃治其标。如恶针,当用药除之。酒者,气味俱阳,能生里之湿热,是风湿热合于下焦为邪。故《经》云:下焦如渎。又云:在下者,引而竭之。酒是湿热之水,亦宜决前阴以去之。

龙胆泻肝汤 治阴部时复热痒及臊臭。

柴胡梢 泽泻各一钱 车前子 木通各五分 生地黄 当归梢 草龙胆各三分

上剉如麻豆大,都作一服,水三盏,煎至一盏,去柤,空心稍热服,便以美膳压之。此药柴胡入肝为引用。泽泻、车前子、木通淡渗之味利小便,亦除臊气,是名在下者,引而竭之。生地黄、草龙胆之苦寒泻酒湿热。更兼车前子之类以撤肝中邪气。肝主血,用当归以滋肝中血不足也。

清震汤 治小便溺黄,臊臭淋漓,两丸如冰,阴汗浸多。

羌活 酒黄柏各一钱 升麻 柴胡 苍术 黄芩各五分 泽泻四分 麻黄根 猪苓 防风各三分 炙甘草 当归身 藁本各二分 红花一分

上剉如麻豆大,都作一服,水二盏,煎至一盏,去柤,临卧服,大忌酒湿面。

固真汤 一名正元汤 治两丸冷,前阴痿弱,阴汗如水,小便后有余滴,尻臀并前阴冷,恶寒而喜热,膝下亦冷。

升麻 羌活 柴胡各一钱 炙甘草 草龙胆 泽泻各一钱五分 黄柏 知母各二钱

上剉如麻豆大,分作二服,水二盏,煎至一盏,去柤,空心,稍热服,以早饭压之。

清魂汤 一名柴胡胜湿汤 治两外肾冷,两髀阴汗,前阴痿,阴囊湿痒臊气。

柴胡 生甘草 酒黄柏各二钱 升麻 泽泻各一钱五分 当归梢 羌活 麻黄根 汉防己 草龙胆 茯苓各一钱 红花少许 五味子二十个

上剉如麻豆大,分作二服,水二盏,煎至一盏,去柤,食前,稍热服,忌酒湿面、房事。

椒粉散 治前阴两丸湿痒痛,秋冬甚,夏月减。

肉桂二分 川椒 当归梢 猪苓各三分 蛇床子 黑狗脊各五分 麻黄根一钱 轻粉少许 红花少许 斑蝥两枚

上为末,干掺上,避风寒冷湿处坐卧。

补肝汤 治前阴冰冷并阴汗,两脚痿弱无力。

黄芪七分 炙甘草五分 升麻 猪苓各四分 白茯苓 葛根 人参各三分 柴胡 羌活 陈皮 连翘 当归身 黄柏炒 泽泻 苍术 曲末 知母 防

风各二分

上㕮咀如麻豆大，都作一服，水二盏，煎至一盏，去粗，空心，稍热服，忌酒湿面。

温肾汤 治面色萎黄，身黄，脚痿弱无力，阴汗。

柴胡　麻黄根各六分　白茯苓　白术　酒黄柏　猪苓以上各一钱　苍术　防风各一分五钱　泽泻二钱

上分作二服，每服水二大盏，煎至一盏，去粗，食前，稍热服，一时辰许方食。

延胡丁香丸 一名丁香疝气丸　治脐下撮急疼痛，并周身皆急痛，小便频数，及五脉急，独肾脉按之不急，皆虚无力，名曰肾疝。

羌活三钱　当归　茴香各二钱　延胡索　麻黄根节　肉桂各一钱　丁香　木香　甘草　川乌头各五分　防己三分　蝎十三个

上为细末，酒煮面糊为丸，如鸡头大，每服五十丸，空心，盐白汤服。

泻痢门

诃子皮散 癸卯冬，白枢判家一老仆，面尘脱色，神气特弱，病脱肛日久，服药未验，复下赤白脓痢，作里急后重，白多赤少，不任其苦，以求其治。曰：此非肉食膏粱，必多蔬食或饮食不节，天气已寒，衣盖犹薄，不禁而肠头脱下者，寒也。真气不禁，形质不收，乃血滑脱也，此乃寒滑气泄不固，故形质下脱也。当以涩去其脱而除其滑，微酸之味，固气上收，以大热之剂而除寒补阳，以补气之药升阳益气。

御米壳去蒂萼，蜜炒　橘皮各五分　干姜炮，六分　诃子煨，去核，七分

上为细末，都作一服，水二盏，煎至一盏，和粗，空心热服。

升麻补胃汤 治宿有阳明血症，因五月间大热吃杏，肠澼下血，唧远散漫如筛，腰沉沉然，腹中不痛，血色紫黑，病名湿毒肠澼，属阳明少阳经血证也。

白芍药一钱五分　升麻　羌活　黄芪各一钱　生地黄　熟地黄　独活　牡丹皮　炙甘草　柴胡　防风各五分　当归身　葛根各三分　肉桂少许

上㕮咀如麻豆大，分作二服，每服水二盏，煎至一盏，去粗，食前，稍热服。

升阳去热和血汤 治肠澼下血,另作一派,其血唧出有力而远射,四散如筛,肠中血下行,腹中大作痛,乃阳明气冲,热毒所作也。当升阳去湿热,和血脉,是其治也。

橘皮二分　熟地黄　当归身　苍术　秦艽　肉桂各三分　生地黄　牡丹皮　生甘草各五分　升麻七分　熟甘草　黄芪各一钱　白芍药一钱五分

上㕮咀,都作一服,水四盏,煎至一盏,去粗,空心,稍热服,立效。

益智和中汤 治肠澼下血,或血色紫黑,腹中痛,腹皮恶寒,右手关脉弦,按之无力,而喜热物熨之,内寒明矣。

肉桂一分　桂枝四分　牡丹皮　柴胡　葛根　益智仁　半夏各五分　当归身　炙甘草　黄芪　升麻各一钱　白芍药一钱五分　干姜少许

上为粗末,都作一服,水三盏,煎至一盏,去粗,食后,温服。

芍药柏皮丸 治湿热恶痢、血痢频并窘痛,无问脓血,并皆治之。

芍药　黄柏各一两　当归　黄连各五钱

上为末,饭为丸,如鸡头大,每服五七十丸,食前,米饮汤下,忌油腻酒湿面等物。

和中益胃汤 治太阴阳明腹痛,大便常泄,若不泄即秘而难见,在后传作湿热毒,下鲜红血,腹中微痛,胁下急缩,脉缓而洪弦,中之下得之,按之空虚。

苏木一分　藁本　益智仁各二分　熟地黄　炙甘草各三分　当归身四分　柴胡　升麻各五分

上㕮咀,都作一服,水二盏,煎至一盏,去粗,空心温服。

槐花散 治肠澼下血,湿毒下血。

川芎四分　槐花　青皮　荆芥穗　熟地黄　白术各六分　当归身　升麻各一钱

上为细末,每服三钱,米饮汤调下,食前,忌酒湿面生冷硬物。

茯苓汤 治因伤冷饭水泄,一夜走十行,变作白痢,次日其痢赤白,腹中疹痛,减食,热躁,四肢沉困无力。

生黄芩三分　当归身四分　肉桂　炙甘草各五分　猪苓　茯苓各六分　泽泻一钱　芍药一钱五分　苍术　生姜　升麻　柴胡各二分

上㕮咀,如麻豆大,分作二服,每服水二盏,煎至一盏,去粗,稍热,食前服之。

黄芪补胃汤 治一日大便三四次,溏而不多,有时作泄,腹中鸣,小便黄。

黄芪　柴胡　当归身　益智　橘皮各三分　升麻六分　炙甘草二钱　红花少许

上㕮咀,都作一服,水二盏,煎至一盏,去柤,稍热,食前服之。

升阳除湿汤 自下而上者,引而去之。

苍术一钱　柴胡　羌活　防风　升麻　神曲　泽泻　猪苓各五分　炙甘草　陈皮　麦蘖面各三分

上都作一服,水二盏,煎至一盏,去柤,空心服之。

如胃寒肠鸣,加益智仁、半夏各五分,生姜三片,枣一枚同煎,非至肠鸣不得用。

人参益胃汤 治头闷,劳动则微痛,不喜饮食,四肢怠惰,躁热短气,口不知味,腹鸣,大便微溏,身体昏闷,觉渴,不喜冷物。

黄芪　甘草　当归身　益智各二分　人参　黄芩　陈皮　升麻各五分　苍术一钱五分　红花少许

上都作一服,水二盏,煎至一盏,去柤,稍热,食前服之。

升麻补胃汤 治因内伤服牵牛、大黄食药,泄泻过多,腹中大痛。

甘草七分　升麻　柴胡　草豆蔻　黄芪各五分　半夏三分　当归身　干姜各二分　红花少许

上都作一服,水二盏,煎至一盏,去柤,稍热,食远服之。

疮疡门

散肿溃坚汤 治马刀疮,结硬如石,或在耳下至缺盆中,或肩上,或于胁下,皆手足少阳经中。及瘰疬遍于颏,或至颊车,坚而不溃,在足阳明经中所出。或二证疮已破,流脓水,并皆治之。

黄芩八钱,酒洗,炒①一半,生用一半　草龙胆酒洗,各炒四遍　瓜蒌根剉碎,酒

---

① 炒:原缺,据《丛书集成》本补。

洗　黄柏酒制　酒知母　桔梗　昆布各五钱　柴胡四钱　炙甘草　京三棱酒洗　广茂酒洗,炒　连翘各三钱　葛根　白芍药　当归梢　黄连各二钱　升麻六分

上哎咀，每服六钱，水二盏零八分，先浸多半日，煎至一盏，去柤，食后热服。于卧处伸足在高处，头低垂，每含一口作十次咽，服毕依常安卧，取药在膈上停蓄故也。另攒半料作细末，炼蜜为丸，如绿豆大，每服百余丸，用此药汤留一口送下，或加海藻五钱炒亦妙。

升阳调经汤　治瘰疬绕颈，或至颊车，此皆由足阳明胃经中来。若疮深远，隐曲肉底，是足少阴肾经中来，乃戊脾传于癸肾，是夫传于妻，俱作块子坚硬，大小不等，并皆治之。或作丸亦可。

升麻八钱　葛根　草龙胆酒制　黄芩酒制　广茂酒洗,炒　京三棱酒洗,炒　炙甘草　黄连酒洗　连翘　桔梗各五钱　生黄芩四钱　当归梢　芍药各三钱　黄柏酒洗,二钱　知母酒洗,炒,一两

上另秤一半作末，炼蜜为丸，如绿豆大，每服百余丸。一半作哎咀，每服五钱，若能食大便硬，可旋加至七八钱，水二盏，先浸半日，煎至一盏，去柤，临卧热服。足高去枕仰卧，噙一口作十次咽之，留一口在后送下丸药，服毕其卧如常。

连翘散坚汤　治耳下或至缺盆或肩上生疮，坚硬如石，动之无根，名曰马刀，从手足少阳经中来也。或生两胁，或已流脓，作疮未破，并皆治之。

柴胡一两二钱　草龙胆酒洗四次　土瓜根酒制,各一两　黄芩酒炒二次,七钱　当归梢　生黄芩　广茂　京三棱同广茂酒炒　连翘　芍药各五钱　炙甘草三钱　黄连酒炒二次　苍术各二钱

上另秤一半为细末，炼蜜为丸，如绿豆大，每服百余丸。一半哎咀，每服五钱，水二盏，先浸多半日，煎至一盏，去柤，临卧热服。去枕仰卧，每口作十次咽之，留一口送下丸药，服毕卧如常，更以后药涂之。

龙泉散

龙泉粉炒　瓦粉　广茂　京三棱酒洗,炒　昆布各五钱

上同为细末，煎热水调涂之，用此药去疾尤速。

救苦化坚汤　治瘰疬、马刀挟瘿，从耳下或耳后下颈至肩上，或入缺盆中，

乃手足少阳之经分。其瘰疬在颏下，或至颊车，乃足阳明之经分，受心脾之邪而作也。今将二证合而治之。

黄芪一钱　护皮毛间腠理虚，及活血脉生血，亦疮家圣药也。又能补表，实元气之弱也。

人参三分　补肺气之药也，如气短不调及喘者加之。

炙甘草五分　能调中和诸药，泻火益胃气，亦能去疮邪。

真漏芦　升麻各一钱　葛根五分　此三味俱足阳明本经药也。

连翘一钱　此一味，十二经疮中之药，不可无也。能散诸血结气聚，此疮家之神药也。

牡丹皮三分　去肠胃中留滞宿血。

当归身　生地黄　熟地黄各三分　此三味，诸经中和血、生血、凉血药也。

白芍药三分　如夏月倍之，其味酸，其气寒，能补中益肺之虚弱，治腹中痛必用之，冬寒则不可用。

肉桂二分　大辛热，能散结积，阴证疮疡须当少用之，此寒因热用之意。又为寒阴覆盖其疮，用大辛热以消浮冻之气，如有烦躁者去之。

柴胡八分　功同连翘，如疮不在少阳经则去之。

黍粘子三分　无肿不用。

羌活一钱　独活　防风各五分　此三味必关手足太阳证，脊痛项强，不可回视，腰似折，项似拔者是也。其防风一味辛温，若疮在膈以上，虽无手足太阳经证，亦当用之，为能散结，去上部风邪，病人身拘急者，风也。

昆布二分　其味大咸，若疮坚硬结硬者宜用，咸能软坚。

京三棱煨，二分　广茂煨，三分　此二味若疮坚硬甚者用之，如不坚硬勿用。

益智仁二分　如唾多者，胃不和也。或病人吐沫、吐食、胃上寒者加之，无则去之。

大麦蘖面一钱　治腹中缩急，兼能消食补胃。

神曲末炒黄色，二分　为食不消化故也。

黄连去须，三分　以治烦闷。

黄柏炒，三分　如有热，或腿脚无力加。如有躁烦欲去衣者，肾中伏火也，更宜加之。无此证勿用。

厚朴三钱二分，姜制　如腹胀者加之，无则勿用。

上为细末，汤浸蒸饼和丸，捻作饼子，日干，捣如米粒大，每服三钱，白汤下。

如气不顺加橘皮，甚者加木香少许。量病人虚实，临时斟酌与之，无令药多，妨其饮食，此治之大法也。

如止在阳明分为瘰疬者，去柴胡、黍粘子二味，余皆用之。

如在少阳分为马刀挟瘿者，去独活、漏芦、升麻、葛根，更加瞿麦穗三分。

如本人素气弱，其病势来时气盛而不短促者，不可考其平素，宜作气盛而从病变之权也，宜加黄芩、黄连、黄柏、知母防己之类，神邪气在上中下三处。

假令在上焦，加黄芩一半酒洗，一半生用；在中焦，加黄连一半酒洗，一半生用；在下焦，则加酒制黄柏、知母、防己之类，选而用之。

如本人大便不通而滋其邪盛者，加酒制大黄以利。

如血燥而大便燥干者，加桃仁、酒制大黄二味。

如风结燥不行者，加麻仁、大黄。

如风涩而大便不行，加煨皂角仁、大黄、秦艽以利之。

如脉涩，觉身痒气涩而大便不通者，加郁李仁、大黄以除气燥也。

如阴寒之病，为寒结闭而大便不通，以《局方》中半硫丸，或加煎附子、干姜冰冷与之。大抵用药之法，不惟疮疡一说，诸疾病量人素气弱者，当去苦寒之药，多加人参、黄芪、甘草之类，泻火而先补其元气，余皆仿此。

柴胡连翘汤　治男子妇人马刀疮。

中桂三分　当归梢二钱五分　黍粘子二钱　炙甘草　酒黄柏　生地黄各三钱　柴胡　黄芩炒　酒知母　连翘各五钱　瞿麦穗六钱

上剉如麻豆大，每服五钱，水二大盏，煎至一盏，去粗，稍热，食后服之。

黍粘子汤　治耳痛生疮。

昆布　苏木　生甘草　蒲黄　草龙胆各一分　黍粘子　连翘　生地黄　当归梢　黄芩　炙甘草　黄连各二分　柴胡　黄芪各三分　桔梗三钱　桃仁三个　红花少许

上剉如麻豆大，都作一服，水二盏，煎至一盏，去粗，稍热，食后服，忌寒药利大便。

净液汤一名连翘防风汤　治皮肤痒，腋下疮，背上疮，耳聋耳鸣。

桂枝二分　连翘　生地黄　桔梗　升麻　甘草各五分　当归梢七分　麻黄　草豆蔻仁　羌活　防风　柴胡　苍术各一钱　酒黄芩一钱　红花少许

上剉如麻豆大，都作一服，水二盏，煎至一盏，去粗，食后热服。

消肿汤　治马刀疮。

黍粘子炒　黄连各五分　当归梢　甘草各一钱　瓜蒌根　黄芪各一钱五分　生黄芩　柴胡各二钱　连翘三钱　红花少许

上㕮咀，每服五钱，水二盏，煎至一盏，去粗，稍热，食后服，忌酒湿面。

内托羌活汤　治足太阳经中左右尺脉俱紧，按之无力，尻臀生痈，坚硬，肿痛大作。

肉桂三分　连翘　炙甘草　苍术　橘皮各五分　当归梢　防风　藁本各一钱　黄芪一钱五分　黄柏酒制　羌活各二钱

上㕮咀，都作一服，水二盏，酒一盏，煎至一盏，去粗，稍热，空心服。以夹衣盖痈上，使药力行罢，去盖之衣。

升麻托里汤　治妇人两乳间出黑头疮，疮顶陷下，作黑眼子，其脉弦洪，按之细小。

黄柏二分　肉桂三分　黍粘子五分　黄芪　炙甘草　当归身各一钱　连翘　升麻　葛根各一钱五分

上㕮咀，都作一服，水一大盏，酒半盏，同煎至一盏，去粗，稍热，食后服。

内托黄芪汤　贾德茂小男，于左大腿近膝股内出附骨痈，不辨肉色，漫肿，皮泽木硬，疮势甚大。左脚乃肝之髀上也，更在足厥阴肝经之分，少侵足太阴脾经之分。其脉左三部细而弦，按之洪缓微有力，此药主之。

生地黄一分　黄柏二分　肉桂三分　羌活五分　当归梢七分半　土瓜根酒制　柴胡梢各一钱　连翘一钱三分　黄芪二钱

上㕮咀，都作一服，酒一盏，水二盏，煎至一盏，去粗，空心热服。

柴胡通经汤　治小儿项侧有疮，坚而不溃，名曰马刀疮。

柴胡　连翘　当归梢　生甘草　黄芩　黍粘子　京三棱　桔梗各二分　黄连五分　红花少许

上剉如麻豆大，都作一服，水二大盏，煎至一盏，去粗，稍热，食后服，忌苦药泄大便。

白芷升麻汤 尹老家素贫寒,形志皆苦,于手阳明大肠经分出痈,幼小有癞疝,其臂外皆肿痛,在阳明左右,寸脉皆短,中得之俱弦,按之洪缓有力。此痛得自八风之变,以脉断之,邪气在表。其证大小便如故,饮食如常,腹中和,口知味,知不在里也。不恶风寒,只热躁,脉不浮,知不在表也。表里既和,邪气在经脉之中。《内经》云:凝于经络为疮痈。其痛出身半已上,故风从上受之。故知是八风之变为疮者也,故治其寒邪,调其经脉中血气,使无凝滞而已。

炙甘草一分　升麻　桔梗各五分　白芷七分　当归梢　生地黄各一钱　生黄芩一钱五分　酒黄芩　连翘　黄芪各二钱　中桂少许　红花少许

上㕮咀,分作二服,酒水各一大盏半,同煎至一盏,去粗,稍热,临卧服,一服而愈。

保生救苦散　治火烧或热油烙,及脱肌肉者。

生寒水石　大黄火煨　黄柏油炒,各等分

上为细末,用油调涂之,或干用此药涂之,其痛立止,日近完复,永无破伤风之患。

一上散　治诸般疥癣必效。

雄黄通明,手可破者　黑狗脊　蛇床子炒　熟硫黄各五钱　寒水石六钱　斑蝥十三个,去翅足、毛,研碎

上另研雄黄、硫黄、寒水石如粉,次入斑蝥和蛇床子、黑狗脊为细末,同研匀。先洗疥癣,令汤透去痂,油调手中擦热,以鼻中嗅三两次,擦上,可一上即愈。

如痛甚及肿满高起者,加寒水石一倍。

如不苦痒,只加黑狗脊。

如微痒,只加蛇床子。

如疮中有虫,加雄黄。

如喜火灸汤浴者,加硫黄。

圣愈汤　治诸恶疮血出多而心烦不安,不得睡眠,亡血故也,以此药主之。

生地黄　熟地黄　川芎　人参各三分　当归身　黄芪各五分

上㕮咀,如麻豆大,都作一服,水二大盏,煎至一盏,去粗,稍热,无时服。

独圣散　治汤泡破,火烧破,疮毒疼痛。

生白矾

上为细末，芝麻油调，扫疮破处，不拘时候。

黄芪肉桂柴胡酒煎汤 治附骨痈，坚硬漫肿，不辨肉色，行步作痛，按之大痛。

黄芪 当归梢各二钱 柴胡一钱五分 黍粘子炒 连翘 肉桂各一钱 升麻七分 炙甘草 黄柏各五分

上㕮咀，好糯酒一大盏半，水一大盏半，同煎至一大盏，去粗，空心温服。少时便以早饭压之，不致大热上攻中上二焦也。

杂病门

安神丸 治心神烦乱，怔忡，兀兀欲吐，胸中气乱而热，有似懊忱之状，皆膈上血中伏火，蒸蒸然不安。宜用权衡法以镇阴火之浮越，以养上焦之元气。《经》云：热淫所胜，治以甘寒，以苦泻之。以黄连之苦寒去心烦、除湿热为君；以甘草、生地黄之甘寒泻火补气、滋生阴血为臣；以当归补血不足，以朱砂纳浮留之火而安神明也。

黄连一钱五分，酒洗 朱砂一钱，水飞 酒生地黄 酒当归身 炙甘草各五分

上件除朱砂水飞外，捣四味为细末，同和匀，汤浸蒸饼为丸，如黍米大，每服十五丸，津唾咽下，食后。

朱砂安神丸 治心烦懊忱，心乱怔忡，上热，胸中气乱，心下痞闷，食入反出。

朱砂四钱 黄连五钱 生甘草二钱五分

上为末，汤浸蒸饼为丸，如黍米大，每服十丸，食后，津唾咽下。

补气汤 治皮肤间有麻木，乃肝气不行故也。

白芍药 橘皮不去白，各一两五钱 炙甘草 黄芪各一两 泽泻五钱

上㕮咀，每服一两，水二盏，煎至一盏，去粗，温服。

当归补血汤 治妇人肌热，躁热，目赤面红，烦渴引饮，昼夜不息，其脉洪大而虚，重按全无。《内经》曰：脉虚血虚，脉实血实。又云：血虚发热，证象白虎，惟脉不长实为辨也，若误服白虎汤必死。此病得之于饥困劳役。

黄芪一两 当归身二钱，酒制

上㕮咀,都作一服,水二盏,煎至一盏,去粗,稍热,空心服。

柴胡升麻汤 治男子妇人四肢发热,肌热,筋骨热,表热如火燎,以手扪之烙人手。夫四肢者,属脾土也。热伏地中,此病多因血虚而得之,又有胃虚过食冷物,郁遏阳气于脾土之中,此药主之。

升麻 葛根 独活 羌活 白芍药 人参各五钱 炙甘草 柴胡各三钱 防风二钱五分 生甘草二钱

上㕮咀,每服五钱,水二大盏,煎至一盏,去粗,热服,忌食寒冷之物。

火郁汤 治五心烦热,是火郁于地中,四肢者,脾土也,心火下陷于脾土之中,郁而不得伸,故《经》云:火郁则发之。

升麻 葛根 柴胡 白芍药各一两 防风 甘草各五钱

上㕮咀,每服五钱,水二大盏,入连须葱白三寸,煎至一盏,去粗,稍热,不拘时候服。

小黄丸 化痰涎,和胃气,除湿,治胸中不利。

黄芩一两 半夏汤浸,姜制 白术各五钱 陈皮 青皮去白 黄芪各三钱 泽泻二钱 干姜一钱五分

上为末,汤浸蒸饼为丸,如绿豆大,每服五十丸,食远,温水下。

黄芩利膈丸 除胸中热,利膈上痰。

生黄芩 炒黄芩各一两 半夏 黄连 泽泻各五钱 南星 枳壳 陈皮各三钱 白术二钱 白矾五分

上为末,汤浸蒸饼为丸,如梧桐子大,每服三五十丸,食远,温水下,忌酒湿面。

补益肾肝丸 治目中流火,视物昏花,耳聋耳鸣,困倦乏力,寝汗恶风,行步不正,两足欹侧,卧而多惊,脚膝无力,腰以下消瘦。

柴胡 羌活 生地黄 苦参炒 防己炒,各五分 附子 肉桂各一钱 当归身二钱

上为细末,熟水为丸,如鸡头仁大,每服五十丸,食前,温水下。

太阳经嚏药 防风二分 羌活三分 红豆二个

上为细末,鼻内㗜之。

麻黄茱萸汤 治胸中痛,头痛,食减少,咽嗌不利,右寸脉弦急。

麻黄　羌活各五分　吴茱萸　黄芪　升麻各三分　黄芩　当归　黄柏　藁本各二分　川芎　蔓荆子　柴胡　苍术　黄连　半夏各一分　细辛少许　红花少许

上㕮如麻豆大，都作一服，水二盏，煎至一盏，去粗，稍热服，食后。

黄芪汤　治表虚恶风寒。

黄芪五钱　甘草三钱　香白芷二钱五分　藁本　升麻各二钱　草豆蔻　橘皮各一钱五分　麻黄　当归身各一钱　莲花青皮七分　柴胡六分　黄柏少许

上㕮咀，每服五钱，水二盏，煎至一盏，去粗，不拘时服。

除湿补气汤　一名清神补气汤　治两腿麻木，沉重无力，多汗喜笑，口中涎下，身重如山，语声不出，右寸脉洪大。

升麻六钱　苍术四钱　酒黄柏　柴胡　黄芪各三钱　酒知母　藁本　生甘草　当归各二钱　五味子　陈皮各一钱五分

上㕮如麻豆大，每服五钱，水二盏，煎至一盏，去粗，空心服之，待少时，以早饭压之。

参归汤　补气血俱不足。

黄芪七分　甘草　生地黄各五分　柴胡　草豆蔻仁　升麻各四分　当归身三分　熟地黄　人参各二分　益智仁少许　红花少许

上㕮如麻豆大，都作一服，水二盏，煎至一盏，去粗，食远服。

升阳汤　治阳跷痫疾，足太阳经寒，恐则气下行，宜升阳气。

炙甘草五钱　麻黄不去节　防风各八钱　羌活一两五钱

上㕮咀，每服五钱，水二盏，煎至一盏，去粗，稍热，空心服之。

自汗门

自汗论

或问湿之与汗为阴乎？为阳乎？曰：西南坤土也，在人则为脾胃也。人之汗，犹天地之雨也，阴滋其湿则为雾露、为雨也。阴湿下行，地之气也，汗多则亡阳，阳去则阴胜也，甚为寒中。湿胜则音声如从瓮中出，湿若中水也，相法家有说：土音如居深瓮里，言其壅也、远也、不出也，以明其湿，审矣。又知此二者亦为阴寒也，《内经》云：气虚则外寒。虽见热中，蒸蒸为汗，终传大寒。知始为热中，表虚亡阳，不任外寒，终传寒中，多成痹寒矣。色以候天，脉以候地，形者，乃候地之阴阳也。故以脉气候之，皆有形无形之可见者也。

调卫汤 治湿胜自汗，补卫气虚弱，表虚不任风寒。

黄芪 麻黄根各一钱 羌活七分 生甘草 当归梢 生黄芩 半夏姜制，各五分 麦门冬 生地黄各三分 猪苓二分 苏木 红花各一分 五味子七个

上剉如麻豆大，都作一服，水二盏，煎至一盏，去柤，稍热服。

中风证必自汗，不得重发其汗。

清燥汤 治六月、七月间湿令大行，子能令母实而热旺，湿热相合，必刑庚大肠，寒冷以救之。燥金受湿热之邪，绝寒水生化之源，源绝则肾亏，痿厥之病大作，腰以下痿软瘫痪，不能动，行步不正，两足欹侧，此药主之。

黄芪一钱五分 橘皮 白术 泽泻各五分 人参 白茯苓 升麻各三分 炙甘草 麦门冬 当归身 生地黄 神曲末 猪苓各二分 柴胡 酒黄柏 黄连 苍术各一分 五味子九个

上剉如麻豆大，每服五钱，水二盏，煎至一盏，去柤，空心热服。

当归六黄汤 治盗汗之圣药也。

当归 生地黄 熟地黄 黄柏 黄芩 黄连各等分 黄芪加一倍

上为粗末，每服五钱，水二盏，煎至一盏，食前服，小儿减半服之。

红豆散 治头重如山，此湿气在头也。

麻黄根炒，五钱 苦丁香五分 羌活炒 连翘炒，以上各三分 红豆十个

上为细末，鼻内嗜之。

活血通经汤 灵寿县董监军，癸卯冬大雪时，因事到真定，忽觉有风气暴至，诊候得六脉俱弦甚，按之洪实有力，其证手挛急，大便秘涩，面赤热，此风寒始至加于身也。四肢者，脾也，以风寒之邪伤之，则搐急而挛痹，乃风淫末疾而寒在外也。《内经》曰：寒则筋挛，正谓此也。本人素饮酒，内有实热乘于肠胃之间，故大便秘涩，而面赤热，内则手足阳明受邪，外则足太阴脾经受风寒之

邪，用桂枝、甘草以却其寒邪，而缓其急搐；又以黄柏之苦寒滑以泻实而润燥，急救肾水，用升麻、葛根以升阳气，行手足阳明之经，不令遏绝；更以桂枝辛热入手阳明之经为引用，润燥；复以芍药、甘草专补脾气，使不受风寒之邪而退木邪，专益肺金也；加人参以补元气，为之辅佐；加当归身去里急而和血润燥。此药主之。

芍药五分　升麻　葛根　人参　当归身　炙甘草各一钱　酒黄柏　桂枝各二钱

上剉如麻豆大，都作一服，水二大盏，煎至一盏，热服，不拘时。令暖房中近火，摩搓其手。

泻荣汤　治疠风，满面连头极痒不任，眉毛脱落，先砭其处，令恶气消尽，后服此药。

连翘　升麻各六分　桔梗五分　生黄芩　生地黄各四分　黄芪　苏木　黄连　地龙　全蝎　当归各三分　白豆蔻　人参各二分　甘草一分半　梧桐泪一分　麝香少许　桃仁三个　虻虫去翅足，炒，三个　水蛭三个，炒令烟尽

上剉如麻豆大，除连翘、梧桐泪、白豆蔻另为细末，麝香、虻虫、水蛭三味同为细末，都作一服，水二盏，酒一盏，入连翘煎至一盏，去粗，再入白豆蔻二味并麝香等，再煎至七分。稍热，早饭后午前服之。忌酒湿面、生冷硬物。

人参益气汤　治两手指麻木，四肢困倦，怠惰嗜卧，乃热伤元气也。

黄芪八钱　生甘草　人参各五钱　白芍药三钱　柴胡二钱五分　炙甘草　升麻各二钱　五味子一百四十个

上㕮咀，分作四服，每服水二盏，煎至一盏，去粗，稍热，食远服。

导气汤　治两腿麻木沉重。

黄芪八钱　甘草六钱　青皮四钱　升麻　柴胡　当归梢　泽泻各二钱　橘皮一钱　红花少许　五味子一百二十个

上㕮咀，分作四服，每服水二大盏，煎至一盏，去粗，食前热服。

补中汤　治面黄，汗多，目赤，四肢沉重，减食，腹中时时痛，咳嗽，两手寸脉短，右手脉弦细兼涩，关脉虚。

升麻　柴胡　当归各二分　神曲三分，炒　泽泻四分　大麦糵面　苍术各五分　黄芪二钱五分　炙甘草八分　红花少许　五味子二十个

上哎咀,分作二服,水二盏,煎至一盏,去粗,食远服。

麻黄苍术汤 治秋冬每夜五更嗽,连声不绝,乃至天晓日高方缓。口苦,两胁下痛,心下痞闷,卧而多惊,筋挛,肢节疼痛,痰唾涎沫,日晚神昏呵欠,不进饮食。

麻黄八钱 苍术五钱 黄芪一钱五分 草豆蔻六分 柴胡 羌活各五分 生甘草 当归梢 防风各四分 炙甘草 黄芩各三分 五味子九个

上哎咀,分作二服,水二盏,煎至一盏,稍热,临卧服。

上清汤 清利头目,宽快胸膈。

人参 蔓荆子以上各五分 防风一钱 葛根一钱五分 黄芪三钱 甘草四钱

上哎咀,分作二服,水二盏,煎至一盏,去粗,临卧热服。以夹衣盖覆,不语,须臾汗出为效。

术桂汤 一名麻黄苍术汤 治寒湿所客,身体沉重,胃脘痛,面色萎黄。

苍术二钱 麻黄 炒神曲 橘皮 白茯苓 泽泻各一钱 桂枝 半夏 草豆蔻仁 猪苓各五分 黄芪三分 炙甘草二分 杏仁十个

上都作一服,水二盏,生姜五片,煎至一盏,去粗,食前热服。

正气汤 治盗汗。

炒黄柏 炒知母各一钱五分 炙甘草五分

上为粗末,作一服,水二盏,煎至一盏,食前温服。

趁痛丸 治打扑闪损,腰痛不可忍。

乳香 没药各三钱 白芥子一两,炒黄 乌梅一个 白粟米一钱,炒黄

上为细末,炼蜜为丸,如弹子大,每服一丸,细嚼,温酒空心下。

退热汤 治表中虚热,或遇夜则甚。

黄芪一钱 柴胡七分 生甘草 黄连酒制 黄芩 芍药 地骨皮 生地黄去血热 苍术各五分 当归身 升麻各三分

上哎咀,作一服,水二盏,煎至一盏,去粗,食远温服。

如身体力困者,加麦门冬、五味子各五分,人参、甘草各一钱。

解表升麻汤 治遍身壮热,骨节疼痛。

升麻 羌活 苍术各一钱 防风八分 柴胡 甘草各七分 当归 藁本各五分 橘皮三分 冬加麻黄不去节,春加麻黄去节

上哎咀,作一服,水二盏,煎至一盏,去粗,温服。后以葱醋汤发之,得微汗为效。

天麻黄芪汤 治表有风证,因连日酣饮,其证复来,右口角并眼颇有侧视,及左手、左脚腿麻木疼痛。

天麻　芍药　神曲炒　羌活肢节不痛去之　茯苓各三分　人参　黄连各四分　当归五分　黄芪　甘草　升麻　葛根　黄柏　苍术各六分　泽泻七分　柴胡九分

上哎咀,作一服,水二盏,煎至一盏,去粗,食远温服。或加猪苓六分。

健步丸 治膝中无力,伸而不得屈,屈而不能伸,腰背腿膝沉重,行步艰难。

防己酒洗,一两　羌活　柴胡　滑石炒　炙甘草　瓜蒌根酒洗,各五钱　泽泻　防风各三钱　苦参酒洗　川乌各一钱　肉桂五分

上为细末,酒糊为丸,如梧桐子大,每服七十丸,煎愈风汤下,空心服。

白术除湿汤 治午后发热,背恶风,四肢沉重,小便或多或少,黄色。此药又治汗后发热。

白术一两　生地黄炒　地骨皮　泽泻　知母各七钱　赤茯苓　人参　炙甘草　柴胡各五钱

上为粗末,每服五钱,水二盏,煎至一盏,去粗,食远温服。

如小便快利,减茯苓、泽泻一半。

如有刺痛,一料药中加当归身酒洗,七钱。

加味四君子汤 治久疟,热多寒少,不止。

白术　白茯苓　人参　甘草　柴胡　薄荷叶　黄芩各等分

上哎咀,每服五钱,水二盏,生姜三片,枣一枚,煎至一盏,去粗,不拘时候服。

泻血汤 治发热昼少而夜多,太阳经中尤甚,昼病则在气,夜病则在血,是足太阳膀胱血中浮热,微有气也。既病人大小便如常,知邪气不在脏腑,是无里证也。外无恶寒,知邪气不在表也。有时而发,有时而止,知邪气不在表、不在里,知在经络也。夜发多而昼发少,是邪气下陷之深也。此杂证当从热入血室而论之。

生地黄酒洗,炒　熟地黄　蒲黄　丹参酒炒　当归酒炒,去土　汉防己酒洗,炒　柴胡去芦　甘草梢炙　羌活各一两　桃仁去皮,三钱,汤浸

上为粗末,每服五钱,水一盏半,煎至一盏,去粗,空心温服。

洗面药　治面有默䵟,或生疮,或生痤疿及粉刺之类。并去皮肤燥痒,去垢腻,润泽肌肤。

皂角三斤,去皮弦、子,另捣　好升麻八两　楮实子五两　白及一两,细剉　甘松七钱　缩砂连皮　白丁香腊月收　三奈子各五分　绿豆八合,拣净另捣　糯米一升二合

上为细末,用之如常。

莹肌如玉散

白丁香　白及　白牵牛　白蔹各一两　白芷七钱　当归梢　白蒺藜　升麻以上各五钱　白茯苓　楮实子各三钱　麻黄去节,二钱　白附子　连翘各一钱五分　川椒一钱

上为细末,用之如常。

面油摩风膏

麻黄　升麻去黑皮　防风各二钱　羌活去皮　当归身　白芷　白檀各一钱

上用小油半斤,以银器中熬,绵包定前药,于油中熬之得所,澄净,去粗,入黄蜡一两,再熬之为度。

小儿门

治惊论

外物惊宜镇心,以黄连安神丸;若气动所惊,宜寒水石安神丸。大忌防风丸,治风辛温之药必杀人,何也?辛散浮温热者,火也,能令母实,助风之气,盛皆杀人也。因惊而泄青者,先镇肝,以硃砂之类,勿用寒冷之气,大禁凉惊丸。风木旺必克脾胃,当先实其土,后泻其木。阎孝忠编集钱氏方,以益黄补土,误

矣。其药有丁香辛热助火，火旺土愈虚矣。青橘皮泻肺金，丁香辛热大泻肺与大肠，脾实当泻子，今脾胃虚反更泻子而助火，重虚其土，杀人无疑矣。其风木旺证，右关脉洪大，掌中热，腹皮热，岂可以助火泻金！如寒水来乘脾土，其病呕吐腹痛，泻痢青白，益黄散圣药也。今立一方，先泻火补金，大补其土，是为神治之法。

黄芪汤

黄芪二钱　人参一钱　炙甘草五分

上㕮咀，作一服，水一大盏，煎至半盏，去粗，食远服。加白芍药尤妙。

此三味皆甘温能补元气，甘能泻火。《内经》云：热淫于内，以甘泻之，以酸收之。白芍药酸寒，寒能泻火，酸味能泻肝而大补肺金，所补得金土之位，金旺火虚，风木何由而来克土？然后泻风之邪。

夫益黄散、理中丸、养神丸之类，皆治脾胃寒湿大盛，神品之药也。若得脾胃中伏热火，劳役不足之证，及服热药巴豆之类，胃虚而成慢惊之证，用之必伤人命。夫慢惊风者，皆由久泻脾胃虚而生也，钱氏以羌活膏疗慢惊风，误矣。脾虚者，由火邪乘其土位，故曰：从后来者为虚邪，火旺能实其木，木旺故来克土。当于心经中以甘温补土之源，更于脾土中泻火以甘寒，更于脾土中补金以酸凉，致脾土中金旺火衰，风木自虚矣。损食多进药愈，前药是也。

益黄散　治胃中风热。

黄芪二钱　陈皮去白　人参各一钱　芍药七分　生甘草　熟甘草各五分　黄连少许

上为细末，每服二钱，水一盏，煎至五分，食前服。

升阳益血汤　二月间，有一小儿未满一百日，病腹胀，二日大便一度，瘦弱，身黄色，宜升阳气，滋血，益血，补血，利大便。

蝎梢二分　神曲末　升麻各三分　当归　厚朴各一钱　桃仁十个

上都作一服，水一大盏，煎至半盏，去粗，食远热服。

厚肠丸　治小儿失乳，以食饲之，未有食肠，不能克化。或生腹胀，四肢瘦弱，或痢色无常。

厚朴　青皮各二分　橘红　半夏　苍术　人参各三分　枳实　麦蘖面　神

曲末各五分

上为极细末，水煮面糊为丸，如麻子大，每服二十丸，温水送下，食前，忌饱食。

补阳汤 时初冬，一小儿二岁，大寒证，明堂青脉，额上青黑，脑后青络高起，舌上白滑，喉鸣而喘，大便微青，耳尖冷，目中常常泪下，仍多眵，胸中不利，卧而多惊，无搐则寒。

黄柏 橘皮 葛根 连翘 蝎梢 炙甘草各一分 升麻 黄芪 柴胡各二分 当归身 麻黄各三分 吴茱萸 生地黄 地龙各五分

上㕮咀，都作一服，水一大盏半，煎至六分，去粗，乳食后热服。服药之后，添喜笑，精神出，气和顺，乳食旺。

大芫荑汤 一名栀子茯苓汤 治黄疸土色，为热，为湿，当小便不利，今反利，知黄色为燥，胃经中大热。发黄脱落，知膀胱与肾俱受土邪，乃大湿热之证。鼻下断作疮者，土逆行荣气伏火也。能乳者，胃中有热也，寒则食不入。喜食土者，胃不足也。面黑色者，为寒，为痹，大便青寒褐色，血黑色，热蓄血中。间黄色，肠中有热。治法当滋荣润燥，除寒热，致津液。

防风 黄连各一分 黄柏 炙甘草 麻黄不去根节 羌活各二分 山栀子仁 柴胡 茯苓各三分 当归四分 大芫荑 白术各五分

上剉如麻豆大，都作一服，用水一大盏半，煎至六分，去粗，食前，稍热服。

塌气退黄汤 一名茯苓渗湿汤 治小儿面色萎黄，腹膜胀，食不能下。

白术 柴胡各半分 升麻一分 桂枝 麻黄 吴茱萸 厚朴 羌活 草豆蔻 神曲末 苍术 泽泻 白茯苓 猪苓 黄柏 橘红各二分 青皮 黄连各五分 杏仁二个

上都作一服，水二大盏，煎至一盏，去粗，食前温服。

中满分消丸

枳实 黄连去须 厚朴各五分 干姜 姜黄 猪苓各一钱 橘皮 甘草 白术各一钱五分 砂仁 泽泻 茯苓各三钱 半夏四钱 黄芩一两二钱

上为细末，汤浸蒸饼为丸，如黍米大，每服三五十丸，温水下。

消痞丸

黄连五钱 黄芩二钱 厚朴七分 姜黄五分 干生姜 人参各四分 甘草

三分　枳实二分　橘皮一分

上为细末，汤浸蒸饼为丸，如黍米大，每服三十丸，随乳下。

癍疹论

夫疹始出之证，必先见面燥腮赤，目胞亦赤，呵欠烦闷，乍凉乍热，咳嗽嚏喷，足稍冷，多睡惊，并疮疹之证。或生脓胞，或生小红癍，或生瘾疹，此三等不同，何故俱显上证而后乃出？盖以上诸证，皆太阳寒水起于右肾之下，煎熬左肾，足太阳膀胱寒水夹脊逆流，上头下额，逆手太阳丙火不得传导，逆于面上，故显是证。盖壬癸寒水克丙丁热火故也。诸癍证皆从寒水逆流而作也，医者当知此理，乃敢用药。夫胞者，一名赤宫，一名丹田，一名命门，主男子藏精施化，妇人系胞有孕，俱为生化之源，非五行也，非水亦非火，此天地之异名也，象坤土之生万物也。夫人之始生也，血海始净，一日、二日精胜其血，则为男子，三日、四日、五日血脉已旺，精不胜血，则为女子。二物相搏，长生先身，谓之神，又谓之精。道释二门言之，本来面目是也、其子在腹中十月之间，随母呼吸，呼吸者，阳气也，而生动作，滋益精气神，饥则食母血，渴则喝母血，儿随日长，皮肉、筋骨、血脉、形气俱足。十月降生，口中尚有恶血，啼声一发，随吸而下，此恶血复归命门胞中，僻于一隅，伏而不发，直至因内伤乳食，湿热之气下流，合于肾中，二火交攻，致营气不从，逆于肉理，恶血乃发。诸癍疹皆出于膀胱壬水，其疡后聚肉理，归于阳明，故三番癍始显之证，皆足太阳壬膀胱克丙小肠。其始出皆见于面，终归于阳明肉理，热化为脓者也。二火炽甚，反胜寒水，遍身俱出，此皆出从足太阳传变中来也。当外发寒邪，使令消散，内泻二火，不令交攻，其中令湿气上归，复其本位，可一二服立已，仍令小儿以后再无二番癍出之患，此《内经》之法，览者详之。

消毒救苦散　治癍证悉具，消化，便令不出，如已出希者，再不生癍。

防风　羌活　麻黄根　升麻　生地黄　连翘初出者减，出大者加　酒黄柏各五分　当归身　黄连各三分　川芎　藁本　柴胡　葛根　酒黄芩　生黄芩　苍术各二分　细辛　生甘草　白术　陈皮　苏木　红花各一分　吴茱萸半分上剉如麻豆大，每服五钱，水二大盏，煎至一盏，去柤，稍热，空心服。

夫瘢疹出者，皆因内伤，必出瘢，营气逆故也。大禁牵牛、巴豆食药，宜以半夏、枳、术、大黄、益智仁之类去其泄泻，止其吐。若耳尖冷，呵欠，睡中惊，嚏喷，眼涩，知必出瘢也。诸大脓泡、小水泡、瘢疹癮三色，皆营气逆而寒复其表，宜以四味升麻汤中加当归身、连翘，此定法也。

如肺成脓瘢，先嗽喘，或气高而喘促，加人参，少加黄芩以泻伏火而补元气。

如心出小红瘢，必先见嗌干，惊悸，身热，肌肉肿，脉弦洪，少加黄连。

如命门出癮疹，必先骨疼身热，其疼痛不敢动摇，少加生地黄，又加黄柏。诸疹皆为阴证疮，须皆因内伤饮食，脾胃不足，营气逆行，虽火热内炽，阴覆其外，治法如前。

辨小儿瘢证：呵欠、嚏喷、睡中发惊，或耳尖冷、眼涩。

辨复食：口热，或口醋气，奶瓣不消，或腹中痛。

如瘢证少具，其瘢未发，乃与升麻汤三五钱，带热服之。待身表温和，疹已显，服药乃止。

如其身凉，其瘢未出，辨得是瘢证，无问服数，直候身表温和，及瘢疮已显，然后乃止。只时时与桔梗汤，宽胸膈，利咽喉。

桔梗汤 如瘢已出，只时时与之，快咽喉，宽利胸膈。

桔梗二钱　甘草一钱，炙

上为粗末，每服三钱，水一大盏，煎至六分，去柤，大温，时时服之，不可计服数。

如见伤食证，又见瘢证，先与不犯大黄、巴豆药克化过，再与升麻汤。

如食重伤，前药不能过，再与犯大黄、巴豆药过。

如大便行，当即便，与升麻汤服之，恐斑子内陷，以后临时作，罪过。

如瘢子已出稠密，身表热，急与下项。

黍粘子汤 如瘢子已出稠密，身表热，急与此药服之，防后青干黑陷。

黍粘子炒香　当归身酒洗　炙甘草各一钱　柴胡　连翘　黄芪　黄芩各一钱五分　地骨皮二钱

上同为粗末，每服二钱，水一大盏，煎至六分，去柤，温服，腹空。服药毕，且休与乳食。

麻黄柴胡升麻汤 治小儿寒郁而喘,喉鸣,腹满,鼻流清涕,脉沉急而数。

麻黄　草豆蔻仁　益智仁各一钱五分　吴茱萸　厚朴各二分　当归梢　甘草　柴胡　生黄芩各一分　升麻　神曲　苏木各半分　全蝎二个　红花少许

上㕮咀如麻豆大,分作二服,水一大盏,煎至七分,去粗,食远服,忌风寒,微有汗则效。

《活法机要》

原著　李东垣

校注说明

此次校勘整理，《活法机要》以山东中医药大学图书馆藏民国十二年癸亥（1923年）北京中医学社重订本为底本，以民国二十七年戊寅（1938年）上海涵芬楼据元刻《济生拔萃十九种》影印本为校本，以1959年上海科学技术出版社铅印本《丹溪心法附余》为参校本。

本次校注的具体原则：

1. 全文采用简体横排，并加以现代标点符号。

2. 凡底本中异体字、俗体字、古字均径改不出校。

3. 凡底本与校本互异，若显系底本有误、脱、衍、倒者，则据他校本或本书前后文例、文义改之、补之、删之，并出校注明。若怀疑底本有误、脱、衍、倒者，则不改动原文，只出校注明疑误理由。若底本因纸残致脱文字者，凡能据字形轮廓或医理可以大体判定出某字者，则补其字，或在注文中注明应补某字。凡底本无误，校本有误者，一律不出校。

4. 底本引录他书文献，虽有删节或缩写，但不失原意，不改。

5. 对难字、僻字、异读字，采用汉语拼音加直音的方法加以注音，并释字义；对费解的专用名词或术语加以注释；对通假字予以指明，并解释其假借义。

泻痢证

脏腑泻痢,其证多种,大抵从风、湿、热也。是知寒少热多,故曰:"暴泄非阴,久泻非阳"。溲而便脓血,知气行而血止也,宜大黄泻之,是为重剂;黄芩芍药汤是为轻剂。治法宜补、宜泄、宜止、宜和,和则芍药汤,止则诃子汤。有暴下五声,身冷自汗,小便清利,大便不禁,气难喘息,脉微呕吐,急以重药温之,浆水散是也。后重宜下,腹痛则宜和,身高者除湿,脉弦者去风。脓血稠粘以重药竭之,身冷自汗以毒药温之,风邪内缩宜汗之,鹜溏以痢当温之。在表者发之,在里者下之,在上者涌之,在下者竭之。身表热者内疏之,小便涩者分利之,盛者和之,去者送之,过者止之。除湿则白术、茯苓,安脾则芍药、桂,破血则黄连、当归,宣通其气则槟榔、木香。如泄痢而呕,上焦则生姜、橘皮;中焦则芍药、当归、桂、茯苓;下焦则治以轻热,甚以重热药。若四肢懒倦,小便少或不利,大便走,沉困,饮食减,宜调胃去湿,白术、茯苓、芍药三味水煎服。如发热恶寒,腹不痛,加黄芩为主。如未见脓而恶寒,乃太阴欲传少阴也,加黄连为主,桂枝佐之;如腹痛者,加当归倍芍药;如见血,加黄连为主,桂、当归佐之。如烦躁或先便白脓后血,或发热,或恶寒,非黄连不能止,上部血也;如恶寒脉沉,或腰痛,或血痢脐下痛,非黄芩不能止,此中部血也;如恶寒脉沉,先血后便,非地榆不能止,下部血也。唯脉浮大者不可下。

黄芩芍药汤 方在《宝鉴》泄痢条下

大黄汤 治泄痢久不愈,脓血稠粘,里急后重,日夜无度,久不愈者。

大黄一两

上剉细,好酒两大盏,同浸半日许,煎至一日许,煎至一盏半,去大黄不用,将酒分二服,顿服之,如未止再服,以利为度。复服芍药汤和之,痢止再服黄芩芍药汤和之,以彻其毒也。

芍药汤 方在《宝鉴》内痢疾条下

白术黄芪汤 服前药,痢疾虽除,更宜此和之。

白术一两　黄芪七钱　甘草三钱　一方无黄芪,用黄芩半两

上咬咀,均作三服,水煎服清。

防风芍药汤　治泄痢飧泄,身热脉弦,腹痛而渴,及头痛微汗。

防风　芍药　黄芩各一两

上㕮咀,每服半两或一两,水煎。

白术芍药汤　治太阴脾经受湿,水泄注下,体重微满,困弱无力,不欲饮食,暴泄无数,水谷不化,宜此和之。

白术　芍药各一两　甘草半两

上剉,每服一两,水煎。

苍术芍药汤　治痢疾痛甚者。

苍术二两　芍药一两　黄芩　肉桂各半两

上剉,每服一两,水煎。

诃子散　如腹痛渐已,泄下微少,宜止之。

诃子皮一两,生熟各半　木香半两　黄连　炙甘草各三钱

上为细末,每服二钱,以白术芍①药汤调下。如止之不已,宜归而送之也。诃子散内加厚朴一两,竭其邪气也。

浆水散　治暴泄如水,周身汗出,身上尽冷,脉微而弱,气少不能语,甚者加吐,此谓急病。

半夏二两,汤洗　附子炮　干生姜　炙甘草　肉桂各半两　良姜二钱半

上为细末,每服三五钱,浆水二盏,煎至半,和滓热服。

黄连汤　治大便后下血,腹中不痛者,谓之湿毒下血。

黄连　当归各半两　炙甘草二钱半

上㕮咀,每服五钱,水煎。

芍药黄连汤　治大便后下血,腹中痛者,谓之热毒下血。

芍药　黄连　当归各半两　大黄一钱　淡味桂②五分　炙甘草二钱

上㕮咀,每服五钱,水煎。如痛甚者,调木香槟榔末一钱服之。

导气汤　治下痢脓血,里急后重,日夜无度。

芍药一两　当归半两　大黄二钱半　黄连一钱　黄芩二钱半　木香　槟榔各

---

① 芍:原为空格,据上下文文义补。
② 淡味桂:即桂之薄而味淡者,《本草纲目》言为牡桂。

一钱

上为末,每服半两,水煎。

加减平胃散 方在《宝鉴》内泄痢条下

地榆芍药汤 治泄痢脓血,乃至脱肛。

苍术八两　地榆二两　卷柏三两　芍药三两

上哎咀,每服一两,水煎,病退止。

五泄之病,胃、小肠、大瘕三证,皆以清凉饮子主之,其泄自止。厥阴证,加甘草以缓之;少阴证里急后重,故加大黄。又有太阴、阳明二证,当进退大承气汤主之。太阴证,不能食也,当先补而后泄之,乃进药法也。先煎厚朴半两,制,水煎二三服后。未已,有宿食不消,又加枳实二钱同煎,二三服。泄又未已,如稍进食,尚有热毒,又加大黄三钱推过,泄止住药。如泄未止,为肠胃有久尘垢滑粘,加芒硝半合,宿垢去尽则愈也。阳明证,能食是也,当先泄而后补,谓退药法也。先用大承气汤五钱,水煎服,如利过泄未止,去芒硝;后稍热退,减大黄一半,再煎两服。如热气虽已,其人必腹满,又减去大黄,与枳实厚朴汤,又煎三两服。如腹满退,泄亦自愈,后服厚朴汤数服则已。

疠风证

疠风者,营气热胕,其气不清,鼻柱坏而色败,皮肤疡溃,风寒客于脉而不去,故名疠风①,又名脉风,俗曰癞。治法:刺肌肉②百日,汗出百日,凡二百日须眉生而止。先桦皮散从少至多,服五七日;灸承浆穴七壮,灸疮愈再灸,再愈三灸;之后,服二圣散,泄热祛血中之风邪。戒房室三年,病愈。

桦皮散 治肺脏风毒,遍身疮疥,及瘾疹瘙痒成疮,面上风刺、粉刺。

桦皮四两,烧灰　荆芥穗二两　杏仁二两,去皮尖,用水一碗于银器内煮去水一半已来,放令干用　炙甘草半两　枳壳四两,去穰,用炭火烧欲灰,于湿纸上令干

---

① 疠风:李东垣治疗本病的方法为针刺、艾灸结合中药,调养上要戒房室三年。

② 刺肌肉:刺患处。

上件除杏仁外,余药为末,将杏仁另研,与诸药和匀,瓷盒内放之,每服三钱,食后,温水调下。

二圣散 治大风疠疾。

将皂角刺一二斤,烧灰研细,煎大黄半两,调下二钱。

早服桦皮散,中煎升麻汤下泻青丸,晚服二圣散。此数等之药,皆为缓疏泄血中之风热也。

七圣丸、七宣丸皆治风壅邪热,润利大肠,中风、风痫、疠风、大便秘涩皆可服用。

破伤风证

夫风者,百病之始也。清净则腠理闭拒,虽有大风苛毒,弗能为害。故破伤风者,通于表里,分别阴阳,同伤寒证治。人知有发表,不知有攻里、和解,此汗、下、和三法也。诸疮不差,营卫虚,肌肉不生,疮眼不合者,风邪亦能外入于疮,为破伤风之候。诸疮上灸①,及疮生白痂,疮口闭塞,气难通泄,故阳热易为郁结,热甚则生风也。故表脉浮而无力,太阳也,在表宜汗。脉长而有力,阳明也,在里宜下。脉浮而弦小者,少阳也,半在表、半在里,宜和解。若明此三法,而治不中病者,未之有也。

羌活防风汤 治破伤风,邪初传在表。

羌活 防风 川芎 藁本 当归 芍药 甘草各四两 地榆 细辛各二两

上㕮咀,每服五钱,水煎,量紧慢加减用之。热则加大黄三两;大便秘则加大黄一两,缓缓令过;热甚更加黄芩二两。

白术防风汤 若服前药过,有自汗者。

白术 黄芪各一两 防风二两

上㕮咀,每服五七钱,水煎。

破伤风,脏腑秘,小便赤,用热也,百汗不休,故知无寒也,宜速下之。先用芎黄汤三二服,后用大芎黄汤下之。

---

① 疮上灸:治疗破伤风,在疮面上艾灸。

芎黄汤

川芎一两　黄芩六钱　甘草二钱

上㕮咀,水煎。

大芎黄汤

川芎半两　羌活　黄芩　大黄各一两

上㕮咀,水煎。

羌活汤　治半在表、半在里。

羌活　菊花　麻黄　川芎　白茯苓　防风　石膏　前胡　黄芩　蔓荆子　细辛　甘草　枳壳各一两　薄荷　白芷各半两

上㕮咀,生姜同煎,日三服。

防风汤　治破伤风同伤寒表证未传入里,宜急服此药。

防风　羌活　独活　川芎各等分

上㕮咀,水煎,服后宜调蜈蚣散,大效。

蜈蚣散

蜈蚣一对　鱼鳔半两　左盘龙①半两,炒烟尽用

上为细末,用防风汤调下。如前药解表不已,觉直转入里,当服左龙丸。服之渐渐,看大便硬软,加巴豆霜。

左龙丸　治直视在里者。

左盘龙五钱,炒　白僵蚕炒　鱼鳔各半两　雄黄一钱,研

上同为细末,烧饭为丸,桐子大,每服十五丸,温酒下。如里证不已,当于左龙丸内一半末,加入巴豆霜半钱,烧饭为丸,桐子大,同左龙丸一处,每服加一丸,渐加服至利为度。若利后,更服后药;若搐痓不已,亦宜服后药,羌活汤也。

羌活汤

羌活　独活　地榆　防风各一两

上㕮咀,水煎。如有热加黄芩,有涎加半夏。若病日久,气血渐虚,邪气入胃,全气养血为度。

---

① 左盘龙:即鸽粪。

养血当归地黄汤

当归　地黄　芍药　川芎　藁本　防风　白芷各一两　细辛半两

上为粗末,水煎服。

头风证

肝经风盛,木自动摇,梳头有雪皮,乃肺之证也。谓肺主皮毛,实则泄青丸主之,虚则消风散主之。

雷头风证

夫雷头风者,震卦主之,诸药不效,为与证不相对也。

升麻汤

升麻　苍术各一两　荷叶全一个

上为细末,每服半两,水煎;或烧荷叶一个,研细,用前药调服亦可。

胎产证

妇人、童幼至天癸未行之间,皆属少阴;天癸既行,皆从厥阴论之;天癸已绝,乃属太阴经也。治胎产之病,从厥阴经,无犯胃气及上二焦,谓之三禁:不可汗、不可下、不可利小便。发汗者,同伤寒下早之证;利大便,则脉数而已动于脾;利小便,则内亡津液,胃中枯燥。制药之法,能不犯三禁,则营卫自和而寒热止矣。若发渴则白虎,气弱则黄芪,血刺痛而和以当归,腹中痛而加之芍药。大抵产病天行,从增损柴胡,杂证从增损四物,宜详察脉证而用之。

产前寒热,小柴胡汤中去半夏,谓之黄龙汤。

二黄散　治妇人有孕,胎漏。

生地黄　熟地各等分

上为细末,煎白术、枳壳汤调下。

半夏汤 治胎衣不下,或子死腹中,或子冲上而昏闷,或血暴下及胎干不能产者。

半夏曲一两半　肉桂七钱半　桃仁三十个,微烧,去皮尖　大黄半两

上为细末,先服四物汤三两服,次服半夏汤,生姜同煎。

增损柴胡汤 治产后经水适断,感于异证,手足牵搐,咬牙昏冒,系属上焦。

柴胡八钱　黄芩四钱半　人参三钱　甘草炒　石膏各四钱　知母二钱　黄芪半两　半夏三钱

上为粗末,每服半两,生姜、枣同煎。

秦艽汤 前证已去,次服此,以去其风邪。

秦艽八钱　芍药半两　柴胡八钱　防风　黄芩各四钱半　人参　半夏各三钱　炙甘草四钱

上为粗末,水煎。

荆芥散 二三日后,经水复行,前证俱退,宜此。

小柴胡汤一料　加荆芥穗五钱　枳壳麸炒,去穰,半两

上为粗末,同小柴胡煎法。

防风汤 三二日后,宜正脾胃之气,兼除风邪。

苍术四两　防风三两　当归一两　羌活一两半

上为粗末,水煎。

三分散 治产后日久虚劳,针灸、小药俱不效者。

川芎　熟地黄　当归　芍药　白术　茯苓　黄芪各一两　柴胡　人参各一两六钱　黄芩　半夏　甘草各六钱

上为粗末,水煎服清。

血风汤 治产诸风,痿挛无力。

秦艽　羌活　防风　白芷　川芎　芍药　当归　地黄　白术　茯苓各等分　加半夏、黄芪

上为细末,一半为丸,炼蜜如桐子大;一半为散,温酒调下丸药五七十丸。

血运血结四物汤[①] 治血运血结,或聚于胸中,或偏于少腹,或运于胁肋,

---

① 血运血结四物汤:原无,据上下文文义和目录加。

四物汤四两,倍当归、川芎、鬼箭、红花、玄胡各一两,同为粗末。如四物煎服,清调没药散服之。

没药散[1]

虻虫_{去羽足,一钱,微炒}　水蛭_{二钱,炒}　麝香_{少许}　没药_{一钱}

上为细末,煎前药调服。血下痛止,只服前药。

加减四物汤　治产后头痛,血虚气弱,痰癖寒厥,皆令头痛。

羌活　川芎　防风　香附子_{炒,各一两}　细辛_{一两半}　炙甘草　当归_{各半两}　石膏_{二两半}　熟地黄_{一两}　香白芷_{一两半}　苍术_{一两六钱,去皮}

上为粗末,每服一两,水煎。

如有汗者,是气弱头痛也,前方中加芍药三两、桂一两半,生姜煎;如头痛痰癖者,加半夏三两、茯苓一两半,生姜煎;如热厥头痛,加白芷三两、石膏三两、知母一两半;如寒厥头痛,加天麻三两、附子一两半,生姜煎。

四物汤　治诸变证方已载《元戎》方中。

红花散　治妇人产后血昏,血崩,月事不调,远年干血气皆治之。

干荷叶　牡丹皮　当归　红花　蒲黄_{炒,各等分}

上为细末,每服半两,酒煎,和滓温服。如胎衣不下,别末榆白皮煎汤调下半两,立效。

当归散　治妇人恶物不下。

当归　芫花_炒

上为细末,酒调三钱。又一方,好墨醋淬末之,小便、酒调下。

蛇蜕散[2]　治胎衣不下,蛇退皮炒焦,细末,酒调下。如胎衣在腹,另碾榆白皮末同煎服,立下。

生地黄散　诸见血无寒,衄血、下血、吐血、溺血,皆属于热。

生地黄　熟地黄　枸杞子　地骨皮　天门冬　黄芪　芍药　甘草　黄芩_{各等分}

---

[1] 没药散:原无,据上下文文义和目录加。
[2] 蛇蜕散:原无,据上下文文义加。

上为粗末,每服一两,水煎。脉微身凉恶风,每一两加桂半钱。

麦门冬饮子 治衄血不止。

麦门冬　生地黄各等分

上㕮,每服一两,水煎。又衄血,先硃砂、蛤粉,次木香、黄连。大便结,下之,大黄、芒硝、甘草、生地黄；溏软,栀子、黄芩、黄连,可选而用之。

带下证

赤者,热入小肠；白者,热入大肠。其本湿热冤结于脉不散,故为赤白带下也。冤,屈也,结也。屈滞而病热不散,先以十枣汤下之,后服苦楝丸、大玄胡索散,调下之,热去湿除,病自愈也。月事不来,先服降心火之剂,后服《局方》中五补丸,后以卫生汤,治脾养血气可也。

苦楝丸 治赤白带下。

苦楝碎,酒浸　茴香炒　当归各等分

上为细末,酒糊丸,如桐子大,每服五十丸,空心,酒下。

卫生汤

白芍药　当归各二两　黄芪三两　甘草一两

上为粗末,水煎,空心服。如虚者,加人参一两。

大头风证

夫大头风证者,是阳明邪热太甚,资实少阳相火而为之也。多在少阳,或在阳明,或在太阳,视其肿势在何部分,随经取之。湿热为肿,木盛为痛,此邪见于头,多在耳前后先出,治之大不宜药速,速则过其病所,谓上热未除,中寒复生,必伤人命。此病是自外而之内者,是血病。况头部分受邪,见于无形迹之部,当先缓而后急。先缓者,谓邪气在上,着无形之部分,既着无形,无所不至。若用重剂速下,过其病难已。虽无缓药,若急服之,或食前,或顿服,皆失缓体,则药不能得除病,当徐徐浸渍无形之邪也。或药性味、形体、据象,皆要不离缓体是也。且后急者,谓缓剂已泻,邪气入于中,是到阴部,染于有形质之所，若不速去，则损阴也。此终治，却为客邪，当急去之，是治客①以急也。且治主当缓者，谓邪在上，阴邪在下，若急治之，不能解纷而益乱也。治客以急者，谓阳分受阴邪，阴分受阳邪，此客气急除去之也。

假令少阳、阳明为病，少阳为邪出于耳前后也。阳明为邪者，首大肿也。先以黄芩黄连甘草汤，通炒过，剉煎，少少不住服，或剂毕再用煨黍粘子新瓦上炒香，同大黄煎成，去粗，内芒硝，俱各等分，亦时时呷之，无令饮食在前。得微利及邪气已，只服前药；如不已，再同前次第服之，取大便利，邪气则止。如阳明渴者，加石膏；如少阳渴者，加瓜蒌根。阳明行经，升麻、芍药、葛根、甘草；太阳行经，羌活、防风之类。

黑白散 治大头风如神方在后《家珍》内。

消毒丸 在《宝鉴》内附

疟证

夏伤于暑，秋必病疟。盖伤之浅者，近而暴；伤于重者，远而疾。痎疟者，久疟也。是知夏伤于暑，湿热闭藏而不能发泄于外，邪气内行，至秋而发于疟也。何经受之，随经动而取之。有中三阳者，有中三阴者，经中邪气，其证各殊，同伤寒治之也。五脏皆有疟，其治各异。在太阳经谓之风疟，治多汗之；在阳明经谓之热疟，治多下之；在少阳经谓之风热疟，治多和之；在阴经则不分三经，总谓之湿疟，当从太阴经论之。

桂枝羌活汤 治疟疾，处暑前发，头痛项强，脉浮，恶寒有汗。

桂枝　羌活　防风　甘草各半两

上为粗末，水煎。如吐者，加半夏曲等分。

麻黄羌活汤 治疟病，头痛、项强、脉浮、恶风无汗者。

麻黄去节　羌活　防风　甘草各半两

上为粗末，水煎。如吐者，加半夏曲等分。

麻黄桂枝汤 治发疟如前证而夜发者。

---

① 客：原为"容"，据上下文文义改。

麻黄一两,去节　炙甘草三钱　黄芩半两　桂枝二钱　桃仁三十个,去皮尖

上为末,水煎。桃仁散血缓肝,夜发乃阴经有邪,此汤散血中风寒也。

桂枝黄芩汤　治疟服药寒热转甚者,知太阳、阳明、少阳三阳合病也,宜此和之。

甘草　黄芩　人参各四钱半　半夏四钱　柴胡一两二钱　石膏　知母各半两　桂枝二钱

上为粗末,水煎。

从卯至午时发者,宜大柴胡汤下之;从午至酉时发者,知其邪气在内也,宜大柴胡汤下之;从酉至子时发者,或至寅时者,知其邪气在血也,宜桃仁承气汤下之,微利后,更以小柴胡汤制其邪气可也。

热证

有表而热者,谓之表热;无表而热者,谓之里热。有暴发而为热者,乃久不宣通而致也。有服温药而为热者,有恶寒战慄而热者。盖诸热之属心之火象也。治法:小热之气,凉以和之;大热之气,寒以取之;甚热之气,则汗发之;发之不尽,则逆制之;制之不尽,求其属以衰之。苦者以治五脏,五脏属阴而居于内;辛者以治内腑,六腑属阳而在于外。故内者下之,外者发之,又宜养血益阴,其热自愈。

地黄丸方在前《发明》内附

如烦渴发热,虚烦蒸病,空心服地黄丸,食后服防风当归饮子。

防风当归饮子①

柴胡　人参　黄芩　生草各一两　滑石三两　大黄　当归　芍药　防风各半两

上为粗末,生姜同煎。如痰实咳嗽,加半夏。

金花丸　治大便黄,米谷完出,惊悸,尿血淋闭,咳血衄血,自汗头痛,积热肺痿。

---

① 防风当归饮子:原无,据上下文文义和目录加。

黄连　黄柏　黄芩　山栀子仁各一两

上为细末,滴水为丸,桐子大,温水下。如大便结实,加大黄,自利不用大黄。如中外有热者,作散剉服,名解毒汤。如腹满呕吐,欲作利者,解毒汤内加半夏、茯苓、厚朴各三钱,生姜同煎。如白脓下痢,后重者,加大黄三钱。

凉膈散 方在《难知》内附,加减于后:

若咽嗌不利,肿痛并涎嗽者,加桔梗一两、荆芥穗半两,若咳而呕者,加半夏半两,生姜煎;若鼻衄呕血者,加当归、芍药、生地黄各半两;若淋闭者,加滑石四两、茯苓一两。

当归承气汤 治热攻于上,不利于下,阳狂奔走,骂詈不避亲疏。

大黄　当归各一两　甘草半两　芒硝九钱

上㕮咀,生姜、枣同煎。

牛黄膏 治热入血室,发狂不认人者。

牛黄二钱　硃砂　郁金　牡丹皮各三钱　脑子　生草各一钱

上为细末,炼蜜为丸,如皂子大,新水化下。

治表热恶寒而渴,阳明证,白虎汤也。若肤如火燎而热,以手取之不甚热,为肺热也。目睛赤,烦躁,或引饮,独黄芩一味主之。若两胁下肌热,脉浮弦者,柴胡饮子主之。若胁肋热,或一身尽热者,或日晡肌热者,皆为血热也,四顺饮子主之。若夜发热,主行阴,乃血热也,四顺饮子、桃仁承气汤选而用之。若昼则明了,夜则谵语,四顺饮子证。若发热,虽无胁热,亦为柴胡证。昼则行阳二十五度,气药也,大抵宜柴胡饮子。夜则行阴二十五度,血药也,大抵宜四顺饮子。

眼证

眼之为病,在腑则为表,当除风散热;在脏则为里,宜养血安神。暴发者为表而易治,久病者在里而难愈。除风散热者,泻青丸主之;养血安神者,定志丸;妇人,则熟干地黄丸主之。

散热饮子[①] 治眼暴赤、暴肿。

---

① 散热饮子:原在"治眼暴赤、暴肿"之后,据体例前移。

防风　羌活　黄芩　黄连各一两

上㕮咀，水煎，食后温服。如大便秘涩，加大黄一两；如痛甚者，加当归、地黄各一两；如烦躁不得眠睡，加栀子一两。

地黄汤　治眼久病昏涩，因发而久不愈者。

防风　羌活　黄芩　黄连　地黄　当归　人参　茯苓各等分

上为粗末，水煎。

四物龙胆汤　治目暴发方在《元戎》四物汤条下附。

点眼药，则有**蟾光膏**方在后册杂方内附。洗眼药，则有**夜光膏**方在《宝鉴》内附、**嗅药**在后杂方内附。

消渴证

消渴之疾，三焦受病也。有上消、有中消、有消肾。上消者，肺也。多饮水而少食，大便如常，小便清利，知其燥热在上焦也，治宜疏湿以润其燥。

消中者，胃也。渴而饮食多，小便赤黄，热能消谷，知热在中焦也，宜下之。

消肾者，初发为膏淋，谓淋下如膏油之状，至病成而面色黧黑，形瘦而耳焦，小便浊而有脂液。治法宜养血以肃清，分其清浊而自愈也。

黄连膏

黄连末一斤　生地黄自然汁　白莲花　藕汁　牛乳汁各一斤

上将汁熬成膏子剂，黄连末为丸，桐子大，每服三十丸，少呷温水送下，日进十服，渴病立止。

八味丸　治肾消方在《发明》内附。

肿胀证

五脏六腑皆有胀，《经》云："平治权衡，去菀陈莝，开鬼门，洁净腑。"平治权衡者，察脉之浮沉也；去菀陈莝者，疏涤肠胃也；开鬼门者，发汗也；洁净腑者，利小便也。蛊胀之病，治以鸡屎醴，酒调服。水胀之病，当开鬼门，洁净腑也。

水肿方[①]　治水肿。

蝼蛄去头尾，与葡萄心同研，露七日，曝干为末，淡酒调下，暑月用佳。

又方，枣一斗，锅内入水，上有四指深，用大戟并根苗盖之遍盆，合之煮熟为度，去大戟不用，旋旋吃，无时，尽枣决愈，神效。

疮疡证

疮疡者，火之属，须分内外以治其本。若其脉沉实，当先疏其内，以绝其源也；其脉浮大，当先托里，恐邪气入内也。有内外之中者，邪气至盛，遏绝经络，故发痈肿。此因失托里及疏通，又失和荣卫也。治疮之大要，须明托里、疏通、行荣卫之三法。内之外者，其脉沉实，发热烦躁，外无焮赤，痛深于内，其邪气深矣，故先疏通脏腑，以绝其源；外之内者，其脉浮数，焮肿在外，形证外显，恐邪气极而内行，故先托里也；内外之中者，外无焮恶之气，内亦脏腑宣通，知其在经，当和荣卫也。用此三法之后，虽未差，必无变证，亦可使邪气峻减而易痊愈。

内疏黄连汤　治呕哕心逆，发热而烦，脉沉而实，肿硬木闷而皮肉不变色，根系深大，病远在内，脏腑秘涩，当急疏利之。

黄连　山栀子　芍药　当归　槟榔　木香　薄荷　连翘　黄芩　桔梗　甘草各一两

上为末，水煎，先吃一二服；次后加大黄一钱，再服加二钱，以利为度。

如有热证，止服黄连汤；大便秘涩，则加大黄；如觉无热证，及后药复煎散，时时服之；如无热证及大便不秘涩，止服复煎散；稍有热证，却服黄连汤，秘则加大黄。如此内外皆通，荣卫和调，则经络自不遏绝矣。

内托复煎散　治肿焮于外，根盘不深，形证在表，其脉多浮，痛在皮肉，邪气盛而侵于内，须急内托以救其里也。

地骨皮　黄芪　防风　芍药　黄芩　白术　茯苓　人参　甘草　当归　防己各一两　柳桂淡味，加半两

[①] 水肿方：原无，据上下文文义和目录加。

上㕮咀，先煎苍术一斤，用水五升，煎至三升，去苍术滓，入煎药十二味，再煎至三四盏，绞取清汁，作三四服，终日服之。又煎苍术滓为汤，去滓再依前煎十二味药滓服之。此除湿散郁热，使胃气和中，如或未已，再作半料服之。若大便秘及烦热，少服黄连汤；如微利，烦热已退，却服复煎散半料。如此使荣卫俱行，邪气不能自侵也。

当归黄芪汤 治疮疡，脏腑已行，如痛不可忍者。

当归　黄芪　地黄　川芎　地骨皮　芍药各等分

上㕮咀，水煎。如发热，加黄芩；如烦躁不能睡卧者，加栀子；如呕则是湿气侵胃，倍加白术。

内消升麻汤 治血气壮实，若患痈疽，大小便不通。

升麻　大黄各二两　黄芩一两半　枳实麸炒　当归　芍药各一两半　炙甘草一两

上㕮咀，水煎，食前服。

复元通气散 治诸气涩耳聋，腹痛、便痈，疮疽无头，止痛消肿。

青皮　陈皮各四两　甘草三两,生熟各半　穿①山甲炮　瓜蒌根各二两　加金银花　连翘各一两

上为细末，热酒调下。

五香汤 治毒气入腹，托里。若有异证，于内加减。

丁香　木香　沉香　乳香各一两　麝香三钱

上为细末，水煎，空心服。呕者，去麝加藿香叶一两；渴者，加人参一两。

赤芍药散 治一切疔疮痈疽，初觉憎寒疼痛。

金银花　赤芍药各半两　大黄七钱半　瓜蒌大者,一枚　当归　甘草　枳实各三钱

上为粗末，水、酒各半煎。

桃红散 敛疮生肌，定血，避风邪。

滑石四两　乳香　轻粉各二钱　小豆粉一钱　寒水石三两,烧　一方改小豆粉为淀粉一两

---

① 穿：原为"川"，据药物名称改。

上为极细末,干贴。

冰霜散 治火烧,皮烂大痛。

寒水石生　牡蛎烧　朴硝　青黛各一两　轻粉一钱

上为细末,新水或油调涂,立止。

乳香散 治杖疮神效。

乳香　没药各三钱　自然铜半两,火烧,醋蘸十遍　茴香四钱　当归半两

上为细末,每服半两,温酒调下。

五黄散 治杖疮,定痛。

黄丹　黄连　黄芩　黄柏　大黄　乳香各等分

上为细末,新水调成膏,用绯绢、帛上摊贴。

花蕊石散 治一切金疮,猫狗咬伤,妇人败血恶血,奔心血运,胎死,胎衣不下者。

以童便调下一钱,取下恶物,神效。

硫黄明净者,四两　花蕊石一斤

上二味拌匀,用纸筋和胶泥固济,瓦罐子一个,入药内,蜜泥封口子焙干,安在四方砖上,砖上书八卦五行字,用炭一秤围烧,自已午时从下生火,直至经宿火尽,又经宿罐冷,取研极细,瓷盒内盛用。

截疳散 治年深疳瘘疮。

黄连半两　白蔹　白芨　黄丹各半两　轻粉一钱　龙脑　麝香各五分,另研　密陀僧一两

上为细末,和匀,干掺,或纴上,以膏贴之。

生肌散

寒水石煅　滑石各一两　乌鱼骨　龙骨各一两　淀粉　密陀僧　白矾灰　干胭脂各半两

上为极细末,干掺用之。

平肌散 治诸疮久不敛。

密陀僧　花蕊石二物同煅赤　白龙骨各二两　乳香另研　轻粉各一两　黄丹　黄连各一两半

上为极细末,和匀,干掺。

碧霞锭子　治恶疮透了，不觉疼痛者。

铜绿一两　硇砂二钱　蟾酥一钱

上为细末，烧饭和作麦朴锭子，每用，刺不觉痛者，须刺血出[①]，方纴药在内，以膏贴之。

用药加减：如发背疔肿，脓溃前后，虚而头痛，于托里药加五味子；恍惚不宁，加人参、茯苓；虚而发热者，加地黄、瓜蒌根；潮热者，加柴胡、地骨皮；渴不止者，加知母、赤小豆；虚烦者，加枸杞、天门冬；自利者，加厚朴；脓多者，加当归、川芎；痛甚者，加芍药、乳香；肌肉迟生者，加白蔹、官桂；有风邪者，加独活、防风；心惊悸者，加丹砂；口目眴动者，加羌活、细辛；呕逆者，加丁香、藿香叶；痰多者，加半夏、陈皮。

回疮金银花散　治疮疡痈，甚则色变紫黑者。

金银花连枝叶，剉，二两　黄芪四两　甘草一两

上㕮咀，用酒一升，同入壶瓶内，闭口，重汤内煮三两时辰，取出去滓，顿服之。

雄黄散　治疮有恶肉不能去者。

雄黄一钱，研　巴豆不去皮研，一个，去皮五分

上二味，再同研如泥，入乳香、没药各少许，再研匀细，少上，恶肉自去矣。

瘰疬证

夫瘰疬者，结核是也。或在耳后，或在耳前，或在耳下连及颐颔，或在颈下连缺盆，皆谓之瘰疬；或在胸及胸之侧，或在两胁，皆谓之马刀。手、足少阳主之。

桑椹膏[②]　治结核前后耳有之，或耳下、颔下有之，皆瘰疬也。

桑椹二斗，极熟黑色者，以布裂取自然汁，不犯铜铁，以文武火慢熬，作薄膏子，每日白沸汤点一匙，食后，日三服。

[①] 刺血出：刺疮面出血。
[②] 桑椹膏：原无，据上下文体例和目录加。

连翘汤 治马刀。

连翘　瞿麦花各一斤　大黄三两　甘草二两

上㕮咀,水煎服。后十余日,可于临泣穴灸二七壮,服五六十日方效。在他经者,又一方:服大黄、木通五两,知母一作贝母,五两,雄黄七分,槟榔半两,减甘草不用,同前药为细末,热水调下三五钱服之。

瞿麦饮子

连翘一斤　瞿麦穗半斤

上为粗末,水煎,临卧服。此药经效,多不能速验,宜待岁月之久除也。

咳嗽证

咳谓无痰而有声,肺气伤而不清也;嗽谓无声而有痰,脾湿动而无痰也;咳嗽是有痰而有声,盖因伤于肺气而咳动于脾湿,因咳而为嗽也。治咳嗽者,治痰为先;治痰者,下气为上,是以南星、半夏胜其痰而咳嗽自愈也;枳壳、陈皮利其气,而痰自下也。痰而能食者,大承气汤微下;痰而不能食者,厚朴汤治之。夏月嗽而发热者,谓之热痰嗽,小柴胡汤四两,加石膏一两、知母半两用之;冬月嗽而寒热者,谓之寒嗽,小青龙加杏仁服之。蜜煎生姜汤,蜜煎橘皮汤,烧生姜、胡桃,皆治无痰而嗽者。此乃大例,更当随时、随证加减之。

利膈丸 方在《宝鉴》内附

款气丸 治久嗽痰喘,肺气浮肿。

郁李仁　青皮去白　陈皮去白　槟榔　木香　杏仁去皮尖　马兜铃炒　人参　广茂　当归　泽泻　茯苓　苦葶苈炒,各二钱　防己半两　牵牛取头末,一两半

上为细末,生姜汁面糊为丸,桐子大,生姜汤下。

治咳嗽诸方在《家珍》内,并《宝鉴》内,更宜选而用之。

虚损证

虚损之疾,寒热因虚而感也。感寒则损阳,阳虚则阴盛,故损则自上而下,

治之宜以辛、甘、淡,过于胃则不可治也;感热则损阴,阴虚则阳盛,损则自下而上,治之宜以苦、酸、咸,过于脾则不可治也。自上而损者,一损损于肺,故皮聚而毛落;二损损于心,故血脉虚弱不能荣于脏腑,妇人则月水不通;三损损于胃,故饮食不为肌肤也。自下而损者,一损损于骨,故骨痿,不能起于床;二损损于肝,故筋缓,不能自收持;三损损于脾,故饮食不能消克也。故心肺损则色弊,肝肾损则形痿,脾胃损则谷不化也。

治肺损而皮聚毛落,宜益气,四君子汤方在《难知》内附。

治心肺虚损,皮聚而毛落,血脉虚损,妇人月水愆期,宜益气和血,八物汤方在前《元戎》内附。

治心肺损及胃损,饮食不为肌肤,宜益气和血,调饮食,十全散方在前《元戎》内附。

治肾肝损,骨痿不能起于床,宜益精;筋缓不能自收持,宜缓中,牛膝丸。

牛膝丸

牛膝酒浸　萆薢　杜仲剉,炒　苁蓉酒浸　菟丝子　防风　葫芦巴炒　肉桂减半　破故纸　沙苑白蒺藜

上等分,为细末,酒煮猪腰子为丸,每服五七十丸,空心,温酒下。如腰痛不起者,服之甚效。

治阳盛阴虚,肝肾不足,房室虚损,形瘦无力,面多青黄而无常色,宜荣血养肾,黑地黄丸①。

黑地黄丸

苍术一斤,泔浸　熟地黄一斤　干姜春七钱,夏半两,秋七钱,冬一两

上为细末,蒸枣肉为丸,桐子大,每服五七十丸至百丸,诸饮下。若加五味子为肾气丸,述类象形,神品药也。

如阳盛阴虚,心肺不足,及男子、妇人面无血色,食少嗜卧,肢体困倦,宜八味丸方在《元戎》内附。如形体瘦弱,无力多困,未知阴阳先损,夏月宜地黄丸,春、秋宜肾气丸,冬月宜八味丸。

治病久虚弱,厌厌不能食,和中丸方在前《脾胃论》中。

---

① 黑地黄丸:原无,据上下文体例和目录加。

吐证

吐证有三,气、积、寒也,皆从三焦论之。上焦在胃口,上通于天气,主纳而不出;中焦在中脘,上通天气,下通地气,主腐熟水谷;下焦在脐下,通于地气,主出而不纳。是故上焦吐者皆从于气,气者天之阳也,其脉浮而洪,其证食已暴吐,渴欲饮水,大便结燥,气上冲而胸发痛,其治当降气和中。中焦吐者皆从于积,有阴有阳,食与气相假为积而痛,其脉浮而弦,其证或先痛而后吐,或先吐而后痛,治法当以小毒药去其积,槟榔、木香和其气。下焦吐者皆从于寒,地道也,其脉沉而迟,其证朝食暮吐,暮食朝吐,小便清利,大便秘而不通,治法当以毒药通其秘塞,温其寒气,大便渐通,复以中焦药和之,不令大便秘结而自愈也。

治上焦气热上冲,食已暴吐,脉浮而洪,宜先和中,桔梗汤。

桔梗汤

桔梗　白术各一两半　半夏二两　陈皮去白　白茯苓　枳实麸炒　厚朴姜制,炒香,各一两

上㕮咀,水煎取清,调木香散二钱,隔夜,空腹服之;后气渐下,吐渐止,然后去木香散,加芍药二两、黄芪一两半,每一料中扣算加之。如大便燥结,食不尽下,以大承气汤去硝,微下之,少利,再服前药补之;如大便复结,依前再微下之。

木香散

木香　槟榔各等分

上为细末,煎药调服。

厚朴丸　主翻胃吐逆,饮食噎塞,气上冲心,腹中诸疾。其药味即与万病紫菀丸同方在《元戎》内附。其加减于后:

春夏再加黄连二两,秋冬再加厚朴二两。如治风,于春秋所加黄连、厚朴外,更加菖蒲、茯苓各一两半;如治风痫不愈者,依春秋加减外,更加人参、菖蒲、茯苓各一两半;如失精者,加菖蒲、白茯苓为辅;如肝之积,加柴胡、蜀椒为辅;如心之积,加黄连、人参为辅;如脾之积,加吴茱萸、干姜为辅;如肾之积,加菖蒲、茯苓为辅;秋冬久泻不止,加黄连、茯苓。

心痛证

诸心痛者,皆少阴、厥阴气上冲也。有热厥心痛者,身热足寒,痛甚则烦躁而吐,额自汗出,知其热也。其脉浮大而洪,当灸太溪及昆仑,谓表里俱泻之,是谓热病汗不出,引热下行,表汗通身而出者,愈也。灸毕,服金铃子散则愈;痛止,服枳术丸去其余邪也。有大实心中痛者,因气而食卒然发痛,大便或秘久而注闷,心胸高起,按之愈痛,不能饮食,急以煮黄丸利之,利后以藁本汤去其邪也。有寒厥心痛者,手足逆而通身冷汗出,便溺清利,或大便利而不渴,气微力弱,急以术附汤温之。寒厥暴痛,非久病也,朝发暮死,急当救之。是知久病无寒,暴病非热也。

金铃子散　治热厥心痛,或发或止,久不愈者。

金铃子　玄胡索各一两

上为细末,每服二三两,酒调下,温汤亦得。

治大实心痛二药:厚朴丸同紫菀丸方在《元戎》方内、煮黄丸方在《阴证略例》内。

治大实心痛,大便已利,宜藁本汤止其痛也。

藁本汤[①]

藁本半两　苍术一两

上为粗末,水煎,服清。

治寒厥暴痛,脉微气弱,宜术附汤温之方在《云歧脉论》内附。

疝证

男子七疝,妇人瘕聚带下,皆任脉所主,阴经也。肾肝受病,治法同归于一。

酒煮当归丸

当归剉　附子炮　苦楝子剉　茴香各一两

---

① 藁本汤:原无,据上下文体例和目录加。

上剉，以酒三升同煮，酒尽为度，焙干，作细末，入：丁香、木香各二钱，全蝎二十二个，玄胡索二两。

上同为细末，与前药一处拌匀，酒糊为丸，每服三五十丸至百丸，空心，温酒下。凡疝气、带下皆属于风，全蝎治风之圣药；茴香、苦楝皆入小肠，故以附子佐之；丁香、木香则导为用也。

治奔豚及小腹痛不可忍者，苦楝丸。

苦楝丸[①]

苦楝　茴香各一两　黑附子一两，炮，去皮脐

上用酒二升，煮，酒尽为度，曝干或阴干，捣为极细末，每一两药末入：全蝎十八个，玄胡索半两，丁香十五个。

上共为细末，酒糊丸，桐子大，每服百丸，空心酒下。如痛甚，煎当归入酒下，大效。

---

① 苦楝丸：原无，据上下文体例和目录加。

索引[①]

安神汤　036
安神丸　073
八味丸　102
巴豆三棱丸　013
白术除湿汤　079
白术防风汤　093
白术茯苓汤　054
白术黄芪汤　090
白术芍药汤　091
白术汤　041
白术丸　013
白牙散　038
白芷散　035
白芷升麻汤　072
百点膏　026
半夏白术天麻汤　036
半夏厚朴汤　015
半夏汤　096
半夏枳术丸　019
保生救苦散　072
碧天丸　025
碧霞锭子　106
碧云散　035
槟榔丸　009
冰霜散　105

拨云汤　028
补肝汤　041,064
补经固真汤　054
补气升阳和中汤　055
补气汤　035,073
补阳汤　030,082
补益肾肝丸　074
补中汤　077
参归汤　075
参术汤　010
苍术复煎散　045
苍术芍药汤　091
苍术汤　044
草豆蔻散　038
草豆蔻汤　016
草豆蔻丸　013,017
柴胡聪耳汤　032
柴胡调经汤　050
柴胡丁香汤　053
柴胡连翘汤　070
柴胡升麻汤　074
柴胡通经汤　071
蟾光膏　102
彻清汤　035
趁痛丸　078

[①] 索引：原无，为方便读者查询、学习，特增加于文后。

赤芍药散 104
除湿补气汤 075
除湿散 020
除湿益气丸 020
川芎肉桂汤 043
川芎散 035
吹云膏 027
大黄汤 090
大羌黄汤 082
大芎黄汤 094
当归补血汤 073
当归承气汤 101
当归附子汤 052
当归黄芪汤 104
当归六黄汤 076
当归龙胆散 039
当归龙胆汤 030
当归润燥汤 022
当归散 097
当归芍药汤 049
当归郁李仁汤 063
导气除燥汤 060
导气汤 077,091
地黄汤 102
地黄丸 100
地龙散 044
地榆芍药汤 092
调经补真汤 052
调卫汤 076
调中益气汤 007
丁香胶艾汤 049
丁香荣萸汤 041
独活汤 043
独圣散 039,072
二黄散 095
二圣散 093
防风当归饮子 100
防风芍药汤 091
防风汤 094,096

防风饮子 027
扶脾丸 009
茯苓汤 066
复明散 027
复元通气散 104
甘草石膏汤 023
甘露膏 023
藁本汤 110
葛花解醒汤 019
固真汤 064
固真丸 048
瓜蒂散 020
广大重明汤 026
广茂溃坚汤 015
归葵汤 029
桂附汤 053
桂枝黄芩汤 100
桂枝羌活汤 099
诃子皮散 065
诃子散 091
和血益气汤 022
和中丸 009
和中益胃汤 066
黑白散 099
黑地黄丸 108
红豆散 076
红花散 097
红花桃仁汤 063
厚肠丸 081
厚朴丸 109
花蕊石散 105
桦皮散 092
槐花散 066
还睛紫金丹 032
缓筋汤 044
黄连 049
黄连膏 102
黄连汤 091
黄连消痞丸 017

黄芪白术汤　054
黄芪补胃汤　067
黄芪当归人参汤　049
黄芪当归汤　010
黄芪肉桂柴胡酒煎汤　073
黄芪芍药汤　043
黄芪汤　010,075,081
黄芩黄连汤　028
黄芩利膈丸　074
黄芩芍药汤　090
回疮金银花散　106
回阳丹　053
活血润燥丸　059
活血通经汤　076
火郁汤　074
加减平胃散　092
加减四物汤　097
加味四君子汤　079
加味滋肾丸　032
健步丸　079
浆水散　091
交泰丸　008
椒粉散　064
截疟散　105
解表升麻汤　078
金花丸　100
金铃子散　110
荆芥散　096
净液汤　070
酒煮当归丸　047,110
救苦化坚汤　068
救苦汤　029
救脉汤　042
桔梗汤　040,084,109
橘皮枳术丸　019
瞿麦饮子　107
苦楝丸　098,111
宽中喜食无厌丸　008
款气丸　107

牢牙地黄散　039
牢牙散　040
立效散　039,055
丽泽通气汤　033
利膈丸　107
连翘散坚汤　068
连翘汤　107
凉膈散　101
凉血地黄汤　047
疗本滋肾丸　031
龙胆泻肝汤　064
龙胆饮子　032
龙泉散　068
麻黄白术汤　058
麻黄苍术汤　078
麻黄柴胡升麻汤　085
麻黄豆蔻丸　018
麻黄复煎散　044
麻黄桂枝升麻汤　056
麻黄桂枝汤　042,099
麻黄羌活汤　099
麻黄散　038
麻黄茱萸汤　074
麦门冬饮子　041,098
蔓荆子汤　028
没药散　097
面油摩风膏　080
明目细辛汤　027
木香干姜枳术丸　009
木香人参生姜枳术丸　009
木香散　109
内疏黄连汤　103
内托复煎散　103
内托黄芪汤　071
内托羌活汤　071
内消升麻汤　104
拈痛汤　044
牛黄膏　101
牛膝丸　108

平肌散　105
破气滞汤　016
破血散疼汤　043
七圣丸　062
羌活苍术汤　045
羌活点翳膏　026
羌活防风汤　093
羌活清空膏　035
羌活散　037
羌活汤　036,094
羌活退翳汤　032
羌活退翳丸　030
秦艽白术丸　061
秦艽苍术汤　061
秦艽防风汤　062
秦艽羌活汤　062
秦艽汤　096
清肺饮子　060
清魂汤　064
清空膏　034
清上泻火汤　035
清胃散　040
清燥汤　076
清震汤　064
全生活血汤　052
热牙散　038
人参补气汤　053
人参益气汤　077
人参益胃汤　067
人参饮子　042
乳香散　105
润肠汤　059
润肠丸　057
润燥汤　057
三分散　096
三黄补血汤　042
三黄枳术丸　013
散热饮子　101
散肿溃坚汤　067

桑椹膏　106
上二黄丸　020
上清汤　078
芍药柏皮丸　066
芍药黄连汤　091
芍药汤　090
蛇蜕散　097
神功散　040
神圣复气汤　018
神效黄芪汤　028
神效明目汤　026
神验法　040
肾疸汤　060
升麻补胃汤　065,067
升麻黄连丸　020
升麻汤　095
升麻托里汤　071
升阳柴胡汤　031
升阳除湿汤　046,067
升阳调经汤　068
升阳举经汤　051
升阳去热和血汤　066
升阳汤　058,075
升阳益血汤　081
生地黄散　097
生肌散　105
生津甘露汤　023
生津甘露饮子　023
胜阴丹　053
圣愈汤　072
失咲丸　016
熟干地黄丸　029
黍粘子汤　070,084
术桂汤　078
刷牙散　039
水府丹　048
水肿方　103
四圣散　055
四物龙胆汤　102

四物汤　097
塌气退黄汤　082
太阳经嚏药　074
桃红散　104
天麻黄芪汤　079
葶苈丸　017
通关丸　060
通幽汤　057
退热汤　078
退翳膏　032
卫生汤　098
温肺汤　033
温经除湿汤　055
温肾汤　065
温卫补血汤　054
温卫汤　031
乌药汤　048
吴茱萸丸　041
蜈蚣散　094
五黄散　105
五香汤　104
洗面药　080
细辛散　036，039
消毒救苦散　083
消毒丸　099
消积滞集香丸　009
消痞汤　017
消痞丸　016，082
消肿汤　071
小黄丸　074
蝎梢散　038
泻荣汤　077
泻血汤　079
泻阴火丸　030
辛润缓肌汤　023
芎黄汤　094

芎辛汤　025
雄黄散　106
嗅药　102
选奇汤　026
血风汤　096
血运血结四物汤　096
延胡丁香丸　065
延胡苦楝汤　053
养神汤　036
养血当归地黄汤　095
夜光膏　102
一上散　072
益黄散　081
益胃散　010
益胃升阳汤　051
益阴肾气丸　029
益智和中汤　066
益智和中丸　010
喑药麻黄散　031
莹肌如玉散　080
御寒汤　033
圆明膏　031
圆明内障升麻汤　028
增味四物汤　054
增损柴胡汤　096
正气汤　078
止衄血法　043
枳术丸　019
治虫散　038
中满分消汤　015
中满分消丸　015，082
朱砂安神丸　073
助阳和血汤　027
助阳汤　048
左龙丸　094
坐药龙盐膏　052